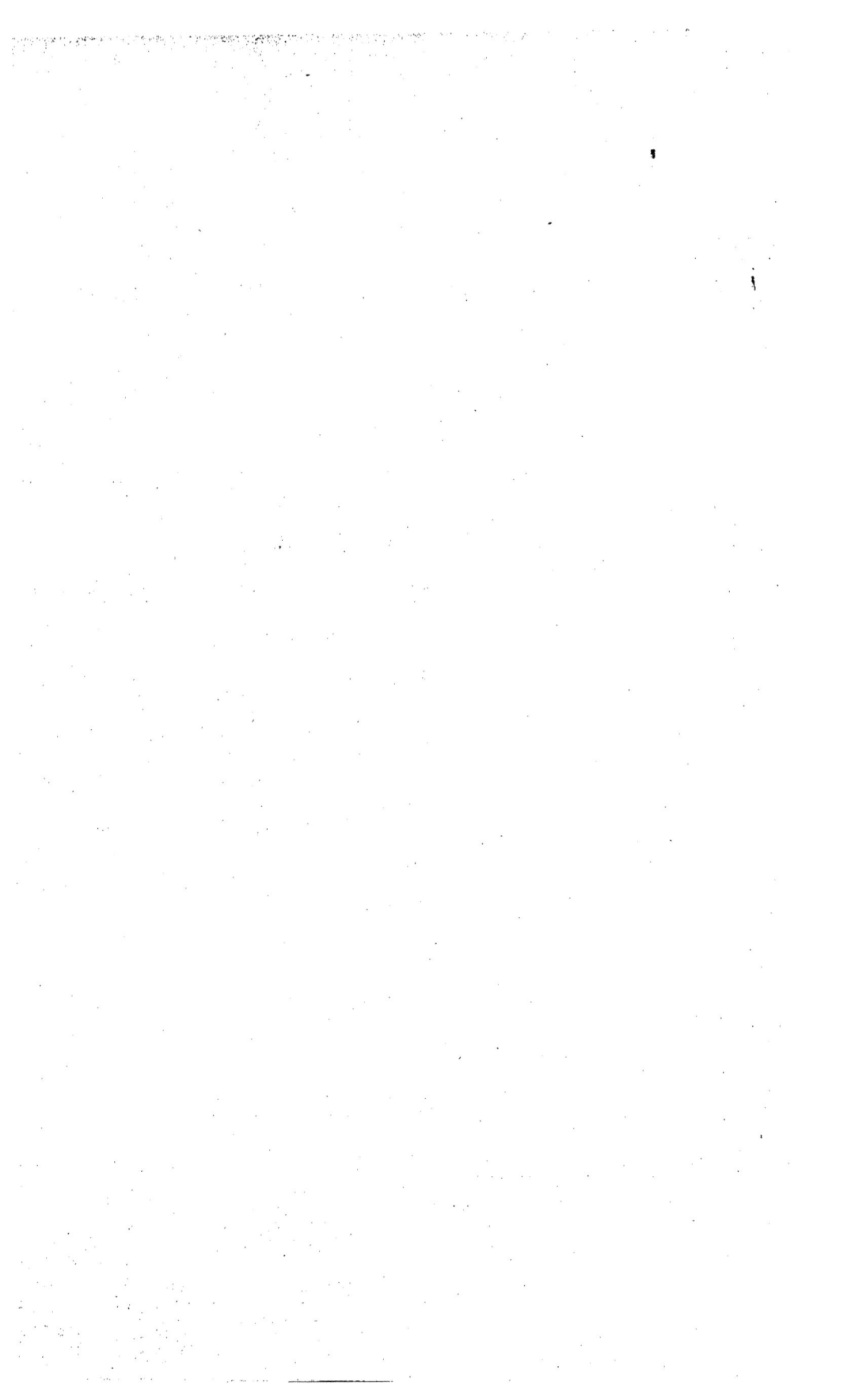

MÉDECINE POÉTIQUE

OU

L'ART DE CONSERVER SA SANTÉ

ET DE VIVRE VIEUX

AVEC INDICATION CURATIVE DE QUELQUES MALADIES DE LA PEAU ET AUTRES AFFECTIONS.

OUVRAGE UTILE ET A LA PORTÉE DE TOUS LES GENS DU MONDE.

Multa paucis.

Grande, belle fortune est dans bonne santé.
Souvent l'argent et l'or font la calamité.

Par M. BAROT PÈRE,

Docteur en médecine à Gençay (Vienne),
Lauréat de l'Exposition scientifique de Bordeaux

(JUIN 1865).

POITIERS

IMPRIMERIE DE A. DUPRÉ

RUE NATIONALE ET RUE DES HAUTES-TREILLES.

—

1872

MÉDECINE POÉTIQUE

OU L'ART

DE CONSERVER SA SANTÉ ET DE VIVRE VIEUX

MÉDECINE POÉTIQUE

OU

L'ART DE CONSERVER SA SANTÉ

ET DE VIVRE VIEUX

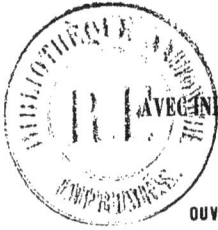

AVEC INDICATION CURATIVE DE QUELQUES MALADIES DE LA PEAU ET AUTRES AFFECTIONS.

OUVRAGE UTILE ET A LA PORTÉE DE TOUS LES GENS DU MONDE.

Multa paucis.

Grande, belle fortune est dans bonne santé.
Souvent l'argent et l'or font la calamité.

Par M. BAROT PÈRE,

Docteur en médecine à Gençay (Vienne),
Lauréat de l'Exposition scientifique de Bordeaux

(JUIN 1865).

POITIERS

IMPRIMERIE DE A. DUPRÉ

RUE NATIONALE ET RUE DES HAUTES-TREILLES.

1872

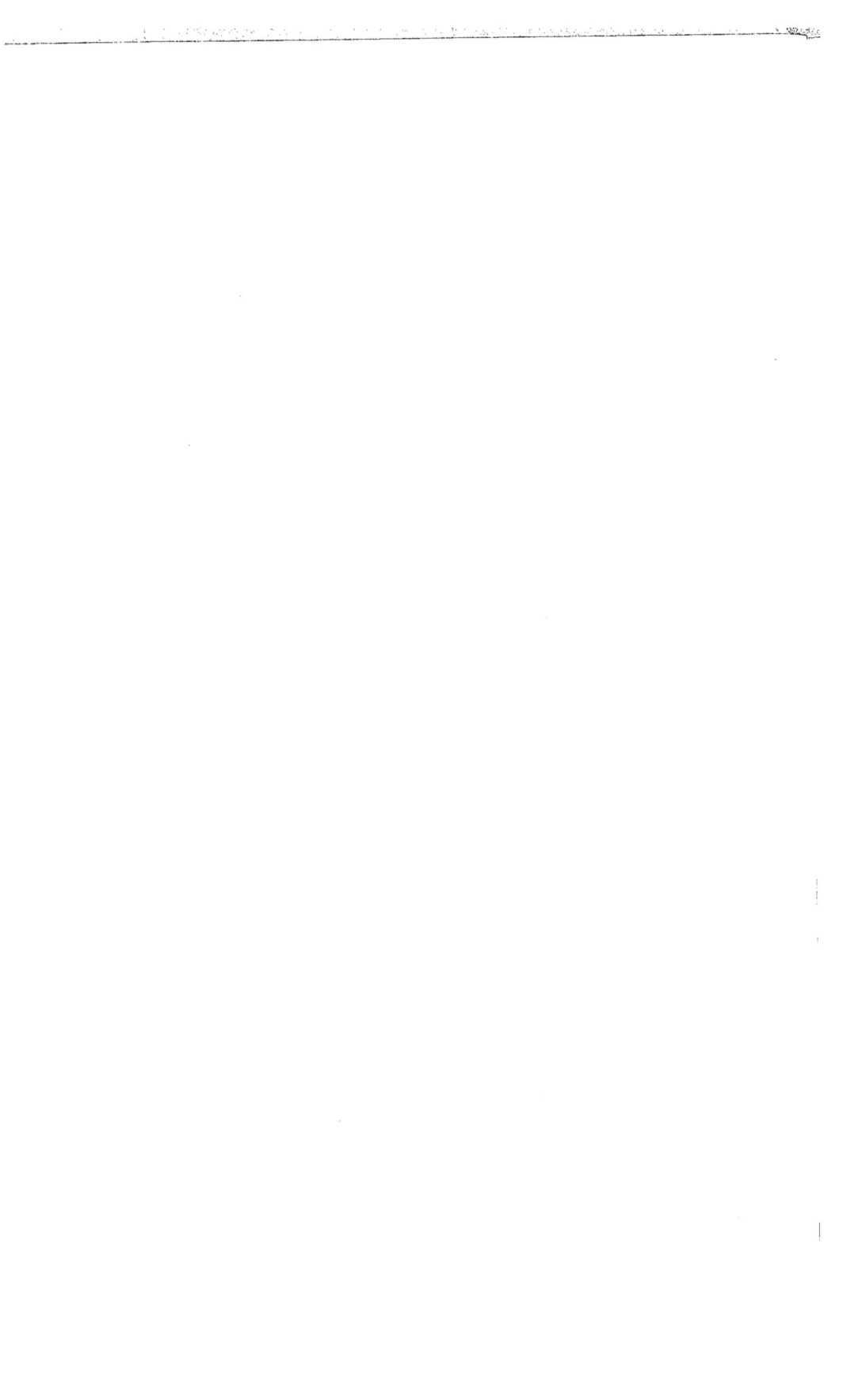

MÉDECINE POÉTIQUE

OU L'ART

DE CONSERVER SA SANTÉ ET DE VIVRE VIEUX

—◦◦◦◦◦—

AVANT-PROPOS

——

CHAPITRE PREMIER.

Sachons que la santé, ce trésor précieux,
Est l'unique moyen de vivre vieux, très-vieux.
Toujours le vrai mérite obtient sa récompense,
Et Dieu, qui pèse tout dans sa juste balance,
Mesure les longs jours et les donne parfaits ;
Si nous suivons ses lois, nous serons satisfaits.
L'homme toujours heureux est celui qu'on admire,
Sans vices ni remords, aimant toujours s'instruire,
Et travaillant pour lui, pour sa longévité ;
Ses actions, ses pas, sont impreints d'équité.
La pureté du cœur rend son âme paisible ;
Aux viles passions elle est inaccessible.
La Vertu, ce bon guide, en tout lieu le conduit
A différents travaux, modestes et sans bruit.

Toujours prêt à bien faire et plein de bienveillance,
On admire surtout sa grande bienfaisance ;
Tous regardent en lui cette prospérité,
Ce calme, ce bonheur, couronnant la santé.
Très-souvent maladie a sa cause incertaine ;
Le médecin, parfois, ne s'en occupe à peine :
Sur le mal seulement il porte attention,
Et traite le malade avec affection...
Ce court avant-propos, tracé sans importance,
Est bien donné, vraiment, en grande confiance.
On jugera plus loin de ce faible savoir ;
Je le transcris en vers, avec mon bon vouloir,
Bien aride travail, surtout très-difficile.
L'homme le plus sensé ne peut que le possible.
De la bonne santé bientôt je parlerai ;
Point de peine, je crois, à m'exprimer n'aurai.
Mon guide, sûr et bon, sera bien Esculape ;
Son savoir ancien, vraiment, jamais n'échappe.
Démontrer sûrement l'art de vivre très-vieux,
Doctrine qui ne peut que rendre bien heureux
En donner les moyens, est une belle tâche.
Je le dis franchement, ici point de relâche.
Bonne philanthropie est d'un grand sentiment ;
Aimer bien son semblable est d'un cœur bienfaisant.
Vous qui voulez du temps apaiser la colère,
Jeunes, vieux, désirant en tout temps, toujours plaire,
Consultez ce recueil : pour vous il sera bon ;
Suivez-le sans retard, prenez-en livraison...
Pour vivre vieux, bien vieux, il faut bien se conduire.
L'homme probe partout est celui qu'on admire.
La vertu nous sourit, on doit la cultiver ;
Sans détour et sans fard il faut la propager ;
D'un bonheur bien certain c'est très-grande assurance.
Qui sait la pratiquer en reçoit l'influence.

Maintenant écoutez : Hippocrate dira
Que pour vivre bien vieux , ses avis on suivra.
Souvent de Gallien je suivrai la doctrine ,
A Rome propagée , aussi du temps de Pline ,
Déclarant franchement qu'un peu de mon savoir ,
Là , sera mis au jour , avec mon bon vouloir.
Pour ce travail ardu , faut un peu de science ;
Qui sait la cultiver s'en sert à l'occurrence.
L'art de guérir est beau , conserver la santé ,
Devoir bien précieux , tout pour l'humanité !...
Souvent il est en nous d'avoir santé très-bonne ;
Ne pas bien s'y prêter, c'est nuire à sa personne.
L'hygiène , toujours , offre sage leçon ;
La suivre constamment serait belle moisson ;
De la bonne santé confirme l'assurance.
Je vais donc en parler au nom de la science.
Des principes connus vous écartez jamais :
Oui , vous vivrez bien vieux , c'est certain désormais !...

DE L'HYGIÈNE

CHAPITRE II.

L'hygiène enseignée est source de la vie ,
L'assure largement à quiconque s'y fie ;
Elle donne à loisir les bons moyens d'user
De chose bien utile, et même d'éviter
Tout agent destructeur de fonction vitale,
De guider l'ouvrier vers un but très-louable,
Soigneux et prévoyant , tant pour le bien d'autrui
Que pour ses propres jours dont il est un appui.

L'homme se fait à tout, il est cosmopolite ;
Il naît et vit partout, souvent est *sybarite.*
On le trouve ambulant sous différents climats ,
Actif, laborieux sous les plus durs frimats.
L'hygiène, vraiment, est connue en *six choses,*
Improprement qu'on nomme, en bien mauvaises proses ,
Non naturelles , mot sans valeur , très-ingrat,
Repoussé par *Hallé* sans beaucoup de débat.
Ce médecin savant, rempli d'un grand génie,
Par son heureux savoir, par bonne, belle envie,
Innovant avec art, de nouveaux noms donna.
Circumfusa, gesta , ingesta , excreta ,
Applicata , toujours dans la bonne science ,
Avec les *percepta ,* sont des noms d'importance ,
Qui séparent vraiment l'action du sujet
Par des mots reconnus qui en montrent l'effet.
Je vais les commenter, en médecin bien libre ;
Pour l'intérêt public mon esprit parfois vibre !...

CIRCUMFUSA

CHAPITRE III.

De l'air, des vents , de la lumière, de la température , des saisons... *(Fièvre typhoïde).*

Cette classe comprend tout agent sur les corps :
L'air, la terre, les eaux et les gaz du dehors.
L'air, fluide, pesant, nécessaire à la vie,
Sur l'homme réagit sans trop d'anomalie ;
Par ses propriétés donne force et vigueur
Aux corps organisés, étant réparateur.

Par l'air, le sang veineux vient artériel ;
Sang rouge, rutilant, tout est là, bien formel.
Le sang, dans le poumon, recevant l'oxygène,
Porte vie à l'organe ; et, la chose est certaine,
L'air malsain nuit vraiment à l'inspiration,
Altère la santé par simple infection.
L'homme fort privé d'air meurt toujours d'*asphyxie* ;
Au cerveau peu de sang donne l'*apoplexie.*
Respirer un air pur est bon à la santé :
On doit le rechercher pour sa longévité.
Près des arbres touffus on puise l'oxygène,
Des feuilles émanant... : c'est là de l'*hygiène !*...
Des gaz mauvais, malsains, chassez vite l'odeur ;
De suite, il faut agir en appréciateur.
Des émanations, infecte, méphitique,
Il faut vous garantir : c'est cause morbifique.
Le *pabulum vitæ* est bien l'air ambiant ;
Il se trouve partout, toujours est bienfaisant,
Par les bronches surtout porte partout la vie,
Excite la chaleur, même à l'économie.
Ce fluide, pourtant, peut devenir cruel :
Introduit dans le sang ; il *devient mortel ;*
Il excite vraiment fonctions digestives,
Et ses suites, parfois, sont bien itératives ;
Par pores de la peau s'introduit bien souvent,
Apporte infection extérieurement.
L'air donne qualité pour toute nourriture ;
Au pain, au vin, à l'eau, c'est bien sans imposture.
Sans l'air, nul ne pourrait agir et travailler ;
Il conforte l'esprit, vraiment, sans l'exalter.
L'air, soudain agité, des vents fait le grand nombre,
Bien connus du marin ; souvent il les dénombre.
Les vents du nord sont froids ; secs toujours ceux d'est ;
Sont bien chauds ceux du sud, humides ceux d'ouest.

Les vents sont bien, parfois, contraires à la vie,
Apportent avec eux des gaz qu'on purifie ;
Ils se chargent souvent de forte exhalaison,
Qu'ils répandent au loin bien à profusion.
Les vents calment soudain l'ardeur de l'atmosphère ;
L'homme des champs le sait, sort de sa chaumière,
Et quelquefois aussi ils chassent loin de nous
Miasmes dangereux, mais souvent bien dissous,
Eh ! alors, ces bons vents deviennent utiles,
En purifiant l'air se trouvent bien fertiles.
Craignez le vent du nord, souvent bien dangereux.
Faut parfois l'éviter, étant trop rigoureux.
Il a grande action sur la périphérie ;
Il refoule au dedans forces, qu'il raréfie.
De là naît bien parfois des inflammations,
Phlogose du poumon, autres affections...
L'air bien doux, calme et pur, donne bien force à l'homme,
Température, enfin, passant pour être bonne.
Marcher contre le nord par un froid rigoureux,
De vingt degrés et plus, serait bien désastreux.
Puis, aller doucement contre grand vent de bise,
Les vaisseaux se crispant parfois, c'est d'expertise ;
Le sang, circule mal, comprime le cerveau,
Congestion arrive : ah ! quel triste tableau !...
La congélation vient à ma mémoire ;
Je parlerai bien peu de cette triste histoire.
J'ai vu, grand Dieu ! j'ai vu, sur le bord des chemins,
Des hommes congelés, le rebut des humains,
Attardés par le vin, par sordide bombance,
Ont, oui, trouvé la mort, par la vile abondance.
D'autres, ah ! demi-morts, par bons secours donnés,
Rappelés du trépas, leurs membres gangrenés,
Tombaient trop en lambeaux, vue ignominieuse,
Criaient de désespoir à cette perte affreuse !...

Tel est l'effet du vin , de brute passion
Qu'a tout individu sans éducation !...
Le froid très-excessif opprime fort les forces ,
Et nuit aux facultés, qui ne sont plus qu'écorces.
La très-grande chaleur, énervant trop le corps ,
Accable aussi l'esprit, sans beaucoup de remords.
La fibre , par temps sec, est rigide et sensible ;
L'humidité la rend souple et des plus débile.
L'air humide et bien froid fait naître le scorbut ,
L'hydropisie aussi : pour ces maux... *quel début !*
La scrofule survit au temps froid bien humide.
En garer les enfants , on doit en être avide.
L'air humide et très-chaud trouble les fonctions ;
Et par ces temps malsains , maintes affections
Savent bien se montrer, et fièvre bilieuse ,
Intermittente, forte , aussi fièvre muqueuse.
Ah ! que de cas bien grave on voit bien , notamment ,
En ces temps inconstants survenir prestement ;
On en voit bien encor peu loin des équinoxes.
Ces faits, pour médecins , ne sont point paradoxes.
L'air, parfois bien mauvais, demande être changé :
Délétère, le gaz sera neutralisé.
Corps en corruption fuyez le voisinage.
L'air non renouvelé n'a que désàvantage.
Pour bien désinfecter un air défectueux ,
Le moyen de *Guiton* est le plus précieux (1).
Oui ! *de la lumière* on sait la bienfaisance ,
Distribuant aux corps , partout avec constance,
Toujours force et vigueur ; répandant sûrement

---

(1) On prend quatre parties d'acide sulfurique, cinq parties de sel
commun et une partie d'oxyde de manganèse ; on dépose le sel et
l'oxyde réduits en poudre dans un vase de grès, et l'on y ajoute
l'acide, on agite le mélange.

Et toujours sur nos sens ses grands bienfaits, vraiment.
De ses grands beaux rayons, quel sublime avantage !...
Pour les êtres vivants, quel bon, heureux présage !...
La fleur perd son odeur, trop soustraite au soleil,
Et la tige sans air se courbe à son réveil,
L'une, de son parfum, perdant bien son arome.
L'autre, pâle souvent, veut de l'air un atome.
Chaque être a grand besoin de soin et de vigueur ;
Il les reçoit toujours des dons du Créateur.
De même, l'animal sans air ne peut vivre ;
La graine pour germer, la plante pour survivre,
Cherchent la lumière en plusieurs bons lieux.
Pour tout être vivant quoi de plus précieux !...
Toute belle saison a bien grande influence,
Aux corps organisés donne bonne assistance,
Aux souffrants malheureux, aux grands désirs de tous,
Distribue ses bienfaits, toujours et sans recours.
La chaleur et le froid sont deux mauvais contraire; ;
Choisissez-vous toujours convenable atmosphère.
Se promener parfois sous un ciel azuré,
Respirer un air pur, c'est espoir assuré ;
Fuir toujours atmosphère insalubre et humide,
C'est bien se préserver d'affection morbide.
Des ardeurs du soleil, cas d'insolation ;
Marcher contre le froid, arrive fluxion.
Éviter tous ces maux est un grand avantage ;
Savoir s'en préserver est d'un heureux partage.
Le printemps, grandement, sourit aux animaux,
Donne force, vigueur, dilate les vaisseaux.
Cette belle saison donne bien maladie,
Forte inflammation, ah ! je le certifie;
Et grave éruption, toujours à redouter
Lors d'un printemps sec, chaud, il faut l'appréhender.
Chaque saison produit cas graves de tout genre ;

Oublier tous ces faits serait mal les comprendre.
L'été, par sa chaleur, excite fort la bile.
Se purger sans besoin, toujours c'est inutile :
Je donne cet avis comme un homme de l'art ;
Au reste, consultez Pinel ou Corvisart.
Si en toute saison vous avez forte fièvre,
Bonne diète et l'eau guérissent sans mystère ;
Se priver d'aliments est un moyen certain,
Bien physiologique et nullement hautain :
Le mal augmente peu contre cette abstinence.
On peut donc se guérir souvent sans ordonnance.
L'été donne à la peau chaleur, puis action ;
Des vaisseaux exhalants sort transpiration.
Des lieux humides, frais, évitez la rencontre :
Souvent sueur rentrée a donné mort bien prompte...
L'automne met parfois force à l'intérieur.
Catarrhes sont souvent graves maux de primeur,
Et névroses aussi, de tous nos gros organes
Renfermés dans l'abdomen, même de leurs membranes,
Se traitent très-souvent sans succès bien certain,
Malgré tous les bons soins d'habile médecin.
Forte fièvre d'accès, venant bien à l'époque,
Doit se guérir bien vite et sans trop d'équivoque.
L'hiver froid et bien sec porte à l'intérieur
Éréthisme certain, souvent avec douleur.
Étant très-pluvieux, affaiblit les solides,
Augmente fortement quantité des liquides.
Cette saison produit des inflammations,
Des catarrhes divers, peu de sécrétions ;
On voit aussi parfois des cas d'apoplexie,
Bien forte pneumonie, aussi paralysie.
De tous ces graves maux il faut donc s'affranchir.
Vive inflammation doit vite se guérir ;
Le médecin instruit met alors tout en œuvre,

Très-heureux quand il peut sourire à sa manœuvre !
En temps d'infection , il brave tout danger,
Et du *typhus* surtout il saura détourner
Gaz mauvais, délétère, ayant donné naissance
A cette affection de si grave importance ;
Assainissant bien l'air en son état normal
Il détruit sûr l'effet de ce dangereux mal.
De pays éloignés très-souvent cause arrive,
Difficile à juger, souvent sans récidive.
Le médecin toujours, imbu de son devoir,
Agit bien sûrement par son heureux savoir ;
Soustraire le souffrant à l'agent délétère,
C'est le moyen certain d'éviter sa colère.
L'hygiène savante offre ici ses présents,
Assurés pour qui sait les rendre souriants.
En toute occasion , bienfaisante hygiène
Offre au praticien doctrine bien certaine ;
Ceci reste connu, franchement démontré,
Que tout malade exige air pur, point *concentré*.
L'hiver produit encor forte fièvre muqueuse,
Avec congestion parfois très-douloureuse
Sur tous les intestins, avec spasmes nerveux,
Déterminant souvent état grave, fâcheux
De tout cet appareil ; la *fièvre typhoïde*,
Se montre sans retard, souvent bien peu candide,
Et de son traitement faut pas être exclusif.
Traiter congestion, c'est moyen décisif ;
Suivre partout le mal , quelle phase il se trouve ,
Le combattre toujours , science le découvre ;
De sa puissante main elle arrête le cours
De dangers effrayants, les détruit sans retours ;
Médication simple à cette maladie ,
Puissants dérivatifs vraiment les modifie.
Tisane bien gommeuse avec addition,

Sirop, fleurs d'oranger, fait bonne potion.
Compresse d'eau de lin, mise sur le bas-ventre,
Calme inflammation, détruit chaleur du centre.
Sinapismes légers, promenés sur la peau,
Font dérivation des effets du cerveau.
Lavement d'eau de mauve enlève douleur vive ;
souvent sangsues après, guérison prompte arrive.
Par désir bienveillant ce tableau est tracé ;
Bien que très-laconique, il n'est pas déplacé.
De cette affection souvent on craint l'issue,
De symptômes fâcheux quelque grande revue ;
Souvent en sécurité des signes effrayants
Apportent désespoir, étant tous accablants ;
Parfois, pendant la nuit, le mal vraiment augmente ;
De l'organe en repos l'action est ardente,
Et toute fonction va indistinctement,
Avec activité, bien invisiblement,
Irradiant toujours sur les tissus malades,
En accroît l'action, par fois et par saccades.
En pareille occurrence, il est bon de savoir
Que l'homme dévoué, rempli de son devoir,
Par science suivie et grande vigilance,
Souvent calme ce mal de si grave importance.
Confiant dans son art et plein d'attention,
Par ses labeurs constants obtient guérison ;
D'affection si grave il détruit l'entourage,
Rend souvent la santé, quel sublime avantage !...
Tel, ce bel arbrisseau, sur la terre mourant,
Reprend force et vigueur par soin bien vigilant :
De même la douce eau, sur la fleur desséchée,
La rappelle à la vie et la rend embaumée.

APPLICATA

CHAPITRE IV.

Des vêtements, des bains, de la propreté; effets des topiques froids; inconvénient de se couper la barbe et les cheveux, étant malade; sentiments généreux de l'homme.

Voulez-vous habiter campagne utilement,
Choisissez un lieu sec, élevé simplement.
Que l'habitation ait toujours ouverture
Exposée au midi, c'est bien, sans conjecture,
Très-utile en tous points; toujours bonne santé
Exige air pur et vif, grande salubrité.
De vos bons vêtements soyez peu difficile;
En toutes les saisons est chose très-utile
De n'être point gêné sous le drap, le coton,
Soit pour les mouvements, la circulation;
Et les étroits corsets pour jeune demoiselle,
Ah! c'est les préparer aux gilets de flanelle.
Trop gêner le thorax, les mouvements du cœur,
C'est nuire à la santé, bien chercher son malheur.
Lors des temps durs et froids, il est de bon usage
D'assez bien se vêtir : là tout est avantage.
Ainsi toujours sera la transpiration
Douce, habitueuse et sans suppression.
Cet avis puisse-t-il bien servir le beau sexe !
Aux sentiments de tous il se trouve connexe.
Pour l'intérêt public on doit être porté :
Aimer bien son prochain, c'est de l'aménité.
Cinquante ans, même plus, de science suivie,
Ont mis dans mon esprit bon vouloir, bonne envie.

Bien servir le pays , je le dis gravement ,
Est un acte du cœur, qui se voit aisément.
Être utile pour tous est bien la loi commune ;
D'un esprit généreux c'est la grande coutume.
Soutenir fort l'espoir, éloigner la douleur,
Est un fait bienveillant, toujours consolateur.
Bannir la pauvreté, visiter l'infortune ,
L'homme sincère et bon agit sans peine aucune ;
De sa puissante main chasse l'adversité,
Ramène le bonheur et la prospérité.
De même la douce eau qui tombe dans la plaine
Présente au laboureur ses trésors par centaine !...
Tel ce gros gravier, près de la mer , grossit,
La pierre sous roc en volume produit ,
Par simple affinité de bien des molécules.
La science l'apprend, soyez-en donc crédules ;
En ce travail on voit *juxtaposition* ,
Et la nature agit par *domination*...
L'homme bon, élevé par son intelligence,
Sait verser sur autrui souvent son assistance.
Secourir un ami, l'aider dans son malheur ,
Est un acte loyal et l'effet d'un grand cœur.
Tous nous devons secours, au cours de notre vie ,
A l'honteuse douleur, bannir la perfidie !...
Le lierre, le gui, vivent de grands bienfaits ;
Pour l'homme un grand secours doit avoir des attraits.
La plante, on le sait, croît, vit, c'est dans sa nature ;
L'homme croît, sent et vit, c'est bien dans sa texture ;
La raison le conduit, c'est un grand don du ciel :
Donc il est au-dessus de tout corps visuel...
Pour la bonne santé, tenez votre corps propre ;
Prenez l'hiver bains chauds, et, vraiment c'est dans l'ordre
De leur bon emploi, n'en faites pas abus ;
Toujours en très-grand nombre, énervent : rien de plus.

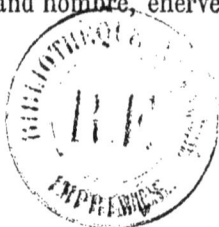

2

L'été, prenez bains froids, vous aurez avantage :
Fibre se resserrant est apte à tout usage.
Tempérament sanguin devra s'en abstenir :
Forte congestion pourrait bien survenir,
A la tête surtout, quand existe pléthore.
On doit y rester peu, c'est vraiment dit encore.
Bain tiède toujours est très-avantageux :
Il assoupit douleur des gens vraiment nerveux,
Et des sécrétions en accroît l'abondance.
Les pores relâchés, au bien est la tendance.
Chez les hommes nerveux, souffrant de l'*abdomen*,
Le bain reste indiqué, même avec le *gluten*.
Les maux de tête affreux demandent pédiluves ;
Spasme sur le thorax exige manuluves.
Eau froide sur le nez suspend épistaxis,
Resserrant les vaisseaux : ceci reste compris ;
Mise sur l'abdomen, calme perte utérine.
De cette vérité tout ici me domine.
Parmi les astringents est au premier rang.
Eau froide en lotion suspend le cours du sang ;
Compresses d'*oxycrat* (1), bien mises sur le ventre,
Arrêtent tout à coup hémorrhagie au centre...
Eau froide, bien souvent, contre inflammation,
Calme douleur, chaleur, dissipe tension,
D'une forte ophthalmie en suspend douleur vive,
De l'*entorse* récente est souvent curative ;
De fortes frictions usez-en bien souvent,
Comme dérivatif, surtout à tout moment,
Dans la grave asphyxie et dans forte syncope :
De ce moyen connu l'effet se développe.
Les onctions, jadis, chez vieux Grecs et Romains,
Étaient en grand honneur chez ces peuples hautains.

(1) Eau froide et vinaigre.

Ce mode luxueux est suivi dans l'Asie ;
Des parfums y sont mis, la santé se vicie.
Les onctions se font, en France, pour guérir
Souvent vives douleurs, toujours les assoupir.
Liniment anodin, parfois *baume tranquille*,
Servent bien d'onctions ; souvent c'est bien utile.
Se tenir proprement, bien se couvrir le corps,
Donne bonne santé, toujours et sans remords ;
Éviter les excès, surtout l'intempérance,
C'est se créer beaux jours, agréable jouissance.
La tête veut des soins ; la nettoyer souvent,
La soigner, la brosser, c'est bon assurément.
Négligeant ces moyens, on aura compagnie
De poux, nombre bien grand : c'est pis que maladie.
Se couper les cheveux est d'usage commun ;
Pour malade souffrant, c'est bien inopportun ;
Et barbe se couper est acte d'ignorance :
C'est nuire à sa santé, manquer de prévoyance.
L'un, l'autre, bien utile à la chaleur du corps,
Garantissent la peau de fraîcheur du dehors,
Donnent vitalité, pour tissu dermoïde,
Aux tissus cutanés, même à l'état morbide.
De même l'arbrisseau, de feuilles dépouillé,
Vit, souffre, languit fort, bien qu'il soit isolé.

INGESTA

CHAPITRE V.

Des aliments, de l'eau, du vin, du café, des repas.

Pour vos bons aliments observez bien l'hygiène :
Qu'ils soient bien nutritifs, d'un tout bien homogène.

Le bœuf, le bon mouton, et même le bon veau,
Sont toujours nourrissants ; et même l'aloyau,
Bons rôtis assez cuits, couverts de l'osmazône,
Pour la nutrition, c'est excellente aumône.
L'animal un peu vieux produit de bon bouillon,
Des forces sait donner la réparation.
Des jeunes animaux la chair est nutritive,
Et bien gélatineuse, aussi confortative.
Les œufs frais et le lait sont un bon aliment ;
L'estomac irrité les demande souvent.
Les légumes, les fruits relâchent le bas-ventre ;
Il faut en user peu, parfois bien s'en défendre.
Dans l'état de santé, c'est bien indifférent :
L'homme des champs, toujours, ne serait pas content.
Les forces soutenir est chose très-utile :
C'est le point de départ d'une action habile ;
A l'état maladif, soit en bonne santé,
On ne peut oublier ce cri de charité.
Donner bon consommé pour un pauvre malade ;
Bouillon, volaille ou bœuf est toujours confortable,
Et si de ces bons mets ne pouvez-vous donner,
Facilement alors pourrez les remplacer.
Le baron *Liébig*, par procédé chimique,
A extrait de la chair un suc économique,
Nutritif en tout point, agréable et très-bon ;
Il devient vraiment délicieux bouillon,
Confortable surtout, à préparer facile ;
Se trouve en petits pots chez le marchand habile.
Les bouillons dits *Porret* sont aussi nutritifs,
Sont même recherchés, étant confortatifs ;
Se trouvent à Paris et dans toute la France,
A l'établissement, telle est ma souvenance.
Le pain froment bien cuit se digère aisément.
Parfois, lourde la mie, est donnée indûment ;

Pour un convalescent, la croûte est préférable,
Et se digère mieux : ce n'est pas contestable.
Le veau, le bœuf rôtis, sont de bons aliments ;
Pour potages, *bouillis* sont bien moins nourrissants...
L'eau, la boisson du ciel, soutient un peu l'homme,
En le rafraîchissant, le rend bien économe.
Boire eau froide en sueur serait bien s'exposer
A mainte affection qui pourrait arriver.
L'eau de source, de puits, est toujours salutaire ;
En passant à travers rocs, se trouve alimentaire ;
Même étant bien filtrée, on peut bien s'en servir.
De l'eau de rivière aussi peut convenir.
L'eau sert à tout besoin, à nombre de malades,
Aux préparations toujours officinales.
L'eau sert d'excipient ; nul ne peut s'en passer.
Les eaux de Balaruc, bonnes à proposer,
Donnent tonicité, calment paralysie
Des membres affectés, et de catalepsie.
Utiles sont les eaux pour mainte affection ;
Les ordonner souvent, c'est par conviction.
Parfois, unie au thé, l'eau paraît agréable,
Pour la digestion devient confortable.
Sur le café, filtrée, est courue et souvent,
Bien agréable au goût, plaît généralement.
Café bien préparé donne beaucoup de force,
Rehausse fort le pouls et toujours le renforce,
Excite l'encéphale, accroît ses fonctions,
Augmente l'*intellect*, nuit aux sécrétions.
Le bon café souvent est, pour les gens de lettres,
Utile à leurs travaux : ils en sont plus célèbres.
Donner peu de café pour un convalescent
Peut être bien utile en certain bon moment.
Le vin est du repas, pour l'homme, bonne essence ;
Le prendre à l'heure, à temps, c'est toujours convenance ;

Des inflammations il augmente le cours ;
Faut savoir s'en priver, en user peu, toujours.
Donner parfois du vin au malade sans force,
C'est bien l'alimenter ; sur ce point je m'efforce
A proclamer vraiment que tout tonique est bon :
Pour malade affaibli, c'est ma conviction...
Des liqueurs en user, c'est grande habitude ;
Après de longs repas, c'est bien bonne coutume :
Pour la digestion elles font bon effet,
Portent sur l'estomac délicieux reflet.
Un convalescent peut sobrement faire usage
D'*élixir de Garus :* il aura l'avantage
De voir forces venir avec bon appétit,
Eh ! alors, la santé soudain se rétablit.
L'heure des bons repas n'est pas indifférente :
Pour la bonne santé, c'est chose intéressante ;
Savoir bien se régler est très-avantageux,
Et l'estomac s'y fait souvent capricieux.
Organe principal des forces de la vie,
On doit veiller sur lui sans aucune incurie ;
Souffre parfois, vraiment, quand son heure a sonné.
Chassons ce mauvais mal, il doit être éloigné.
Souvent manger sans goût, c'est de l'enfantillage :
Deux bons repas par jour, c'est de très-bon usage ;
Au soir, manger fort peu, boire bien sobrement,
C'est se donner au repos et toujours sagement.
Donner bons aliments, pour la convalescence,
C'est toujours important, et surtout pour l'enfance.
Que tous vos repas donc, assez confortatifs,
Soient bien réglés toujours, sans grands préparatifs.
Aliments bons et sains sont bonne nourriture,
Donnent force, vigueur, c'est bien sans conjecture.
Mêts simple, délicat, facile à digérer,
Toujours sera donné pour mieux fortifier.

EXCRETA

CHAPITRE VI.

Des excrétions et flux périodiques.

Excrétion toujours doit avoir le cours libre ;
La supprimer, parfois , c'est nuire à l'équilibre.
L'organisme animal, pour son entretien ,
Veut forces et secours, c'est là son soutien.
Sans cesse retenant, donnant aucune chose,
Vite il s'affaisserait , vraiment je le suppose ;
Perdant toujours un peu, rejette le trop-plein ,
Ses rouages vont mieux, hé ! quoi de plus certain !
Quand le corps ne perd rien, on voit l'exubérance
Arriver tout à coup, et même l'indolence.
Fortes excrétions, survenant trop souvent,
Affaiblissent le corps, le rendent nonchalant ;
Bien les faciliter est bien chose importante :
De la bonne santé c'est la cause constante.
En arrêter le cours, c'est toujours dangereux ;
Aider l'excrétion, c'est fort avantageux.
Toujours les modérer quand elles sont morbides ,
C'est un point important et bien des plus lucides ;
Soit par défaut de ton, soit par vitalité ,
On doit y porter soin , rétablir la santé.
Leur donner libre cours est chose très-utile ;
Employer moyen sûr n'est pas toujours facile...
A toute heure du jour, soit à l'état normal ,
Bien libre entretenez l'émonctoir principal,
Et des sécrétions favorisez l'issue.
On doit bien y veiller, et, par règle assidue,
En arrêter le cours serait bien dangereux ;
Le supprimer serait donc très-pernicieux.

On doit aussi veiller au flux périodique,
Le rappeler vraiment par voie économique :
Bain de pieds toujours chaud, souvent sinapisé,
Pour menstrue arrêtée est moyen proposé ;
Souvent saignée au pied, suivant alors besoin,
Sera bien pratiquée, et même pour *tintoin !*
Flux hémorrhoïdal veut toujours pour usage,
Pour sa suppression, lors d'affection grave,
Toujours bonne sangsue au pourtour de l'anus,
Assez forts purgatifs, mais bien sans trop d'abus.
Agir modérément est un devoir louable ;
Qui sait bien le remplir demeure irréprochable.
Pour la bonne santé, que toute excrétion
Soit libre chaque jour et sans suppression,
Et vous jouirez alors de santé précieuse,
Bien durable en tous points, toujours délicieuse.
Et de l'*épistaxis* soyez bien en repos ;
Survenant au jeune âge est souvent à propos.
Toujours chez un malade en surveiller l'issue ;
Est l'effet sérieux de cause bien connue.

GESTA

CHAPITRE VII.

De la veille, du sommeil et travaux divers.

La veille, par ce mot, sous-entend voir, sentir,
Met sens en action, et sans les pervertir ;
Elle préside à tout, sans elle point d'ouvrage,
Conduit le laboureur et lui donne courage.

Le *savant*, satisfait pour tous ses grands travaux,
Souvent *veille*, pour lui, dissipe bien des maux.
Heureux et très-content de se mettre à l'étude,
Le travail lui sourit avec grande aptitude...
L'habile moissonneur, partant de grand matin,
Arrive au champ, souvent, la faucille à la main.
Voyant sur son sillon l'aurore prête à poindre,
Il se met au travail, et toujours sans rien craindre.
La veille est, pour nous tous, le sublime bonheur,
Et souvent fait l'espoir de tout contemplateur;
De tous nos sens émus, la veille les dispose
A percevoir, sentir, du moins je le suppose.
Courir, se promener, marque la volonté,
De faire et bien agir même pour la santé.
C'est donc avantageux; prendre de l'exercice,
En bien bon air surtout, sera sous bon auspice.
Les mouvements du corps viennent du cerveau;
Sur ce point important tous sont de niveau.
Cet organe préside à toute intelligence,
A toute fonction, avec grande influence.
Le sommeil ou repos, de tous sens bien connu,
A pour effet certain délassement rendu
De tout membre du corps et de tout bon organe,
Avec suspension du sens qui en émane.
Se livrer au sommeil, pour le repos du corps,
Est utile toujours, sur lit, soit au dehors.
L'homme veut du repos; parfois il se délasse,
A son réveil après, fortune, bien, entasse.
Toujours un bon sommeil reste réparateur;
Donnant bonne santé, donne bien de l'ardeur
A tout individu chérissant bien l'étude;
Reprenant tous ses sens, il est plein d'aptitude.
Mais d'un trop long sommeil il faut se défier:
Bien apathique il rend; on doit s'en préserver.

La nuit, pour le repos, veut un complet silence ;
L'ouvrier fatigué l'attend avec constance.
A la chute du jour, voulant se reposer,
Il se livre au sommeil, et, pour mieux travailler,
Dormir tranquillement est chose naturelle.
On doit bien éviter surtout ce qui réveille.
Morphée a ses attraits, ils sont tous séduisants ;
Pour tout homme de peine ils sont tous bienfaisants.
Fatigué de travail, souvent l'homme de lettre,
En grand plein jour s'endort, sans voir son baromètre,
Son esprit en repos, délaissant son savoir,
Il pense à son réveil, et toujours plein d'espoir,
A réviser son œuvre ; il se met à l'étude,
Contemple ses travaux avec grande aptitude.
Mouvements partiels sont tous avantageux,
Donnent force, vigueur, sans être impétueux,
Pour la bonne santé deviennent utiles ;
Aux membres et au corps, restant pas immobiles,
Par les bras du mitron, tout paraît démontré,
Toujours gros et très-fort, plein de virilité.
Mouvements corporels ont le double avantage
D'élever l'intellect, et sans trop de partage.
Bien vive intelligence a sa source au cerveau ;
Grand mouvement du corps est aussi le flambeau.
Que l'un, l'autre, vraiment, naissent de l'encéphale,
Se donnent assistance avec bien force égale.

PERCEPTA

CHAPITRE VIII.

Des sensations. De la joie, de la colère, des peines de l'esprit, influant sur la santé.

Toute sensation part d'un centre commun ;
Qui sait les endurer se rend pas importun :
Plaisir, douleur, chagrin, et même l'infortune,
Parfois les oubliant, on n'aura peine aucune.
Vives sensations portent sur le moral :
On doit les éviter pour n'avoir aucun mal.
Le plaisir expansif dilate les sens, l'âme,
Et trop grande gaîté, bien souvent on la blâme.
Souvent pour grande joie, on a trouvé la mort :
Léon dix, en riant, a subi pareil sort ;
Diagor a tombé mort aux grands jeux olympiques,
En revoyant son fils avec formes athlétiques.
Profonde affliction porte à l'intérieur,
Forte sensation, de bien grande douleur ;
Donnant à l'organisme embarras bien nuisible,
L'altère bien souvent, le rendant très-sensible.
La colère, parfois, trouble beaucoup l'esprit.
On doit toujours la fuir, en avoir bien dépit ;
Elle nuit au repos, elle est fort dangereuse :
Wenceslas, roi, mourut d'une colère affreuse.
L'hygiène a pour but de rendre la santé,
La conserver toujours avec prospérité,
Prolonger bien les jours, les rendre sans nuage,
Est l'effet d'un pouvoir à si grand avantage.
Nul ne peut l'ignorer : il est écrit partout
Que pour bien se porter faut être sage en tout...

Prenez du mouvement en très-bonne atmosphère,
Vous trouverez santé complétement prospère.
Les peines de l'esprit nuisent à la santé.
Éloigner de son cœur l'indigne hostilité,
Avoir une âme pure, exempte de tristesse,
Un cœur grand, élevé, bien rempli d'allégresse,
C'est bien se rendre heureux, et, de son bon vouloir,
Se préparer des jours remplis de bon espoir.
Les peines de l'esprit ôtent bien l'espérance,
Du vrai bonheur parfois détruisent la jouissance ;
Affections de l'âme enlèvent la santé,
Portent atteinte même à la longévité.
L'espoir et le bonheur sont d'une âme bien pure :
Qui veut en jouir vraiment aura bonne figure !...
En peu de mots, lecteurs, j'ai tracé faiblement,
De l'hygiène, enfin, science exactement.
Puisse donc ce labeur bien servir mon semblable !
C'est là tout mon espoir ; quoi de plus agréable ?...
Donner un aperçu du mal qu'on peut guérir,
C'est s'en défendre alors, même le prévenir...
L'habile laboureur sait couvrir sa semence,
Des oiseaux d'alentour craignant la survenance ;
Ainsi, d'un faux ami faut savoir se garer,
Compliments très-polis faut savoir prononcer.
Le mal qui fait souffrir n'est jamais sans remède :
Cette maxime est bonne, et je vous la concède.
Vraiment, la paix de l'âme accorde le bonheur ;
Qui sait bien en user reste l'inspirateur
Des dons de la nature et de ses avantages ;
En abuser souvent recevra ses outrages.
J'ai exposé ces faits bien généralement,
Voulant les propager, surtout très-clairement.
Ce travail bien ardu ne surprendra personne,
Le médecin, toujours, étant l'ami de l'homme !...

RÉFLEXIONS ALLÉGORIQUES
COMME COROLLAIRES AU PLAN DE CET OPUSCULE

CHAPITRE IX.
L'architecte , le savant , le peintre , le géomètre, le magistrat et le sculpteur.

Un savant ouvrier soigne tout en détail ,
Ses outils réunis, pour former son travail ;
Désireux de bien faire, agit en conséquence,
Néglige jamais rien, après grande assurance,
Et toujours bien soigneux d'accomplir son mandat,
Offre aux regards surpris, beautés de son état.
Un architecte adroit , dressant un édifice,
Met aussi sous sa main toute espèce d'indice ;
Pour arriver enfin , dans leurs nombreux travaux ,
Placent toujours près d'eux tous leurs matériaux ,
Construisent aisément , avec bonne assurance ,
Et chacun aperçoit leur grande compétence.
De même le savant, rempli d'un bon vouloir,
Désire sur tous points accroître son savoir.
On le voit compulser, visiter, pour s'instruire ,
Tous les bouquins des quais , très-souvent bons à lire ;
Réunissant en lui bien des matériaux ,
Son facile travail porte jamais à faux.
Celui qui veut construire un grand , vaste édifice,
Soudain doit y pourvoir sans aucun artifice.
L'ouvrier, le savant, pour arriver à bien ,
Doivent bien , l'un et l'autre, être tacticien...
Séduisantes couleurs ne font pas la peinture.
Mises sur la palette ont bien triste figure ;
Mais mises sur la toile, et par artiste adroit ,
De son bien fin pinceau mettant en bon endroit ,

Elles forment un tout agréable à la vue ;
Du peintre le talent surtout y contribue.
Un grand et beau tableau fait donc réunion
De travaux bien suivis avec précision ;
Le peintre préparant sa superbe peinture,
L'architecte ses plans de bonne architecture ;
Le savant, méditant, cultive son esprit,
Et tous, de leurs travaux, s'en servent à profit.
Le géomètre adroit, faisant seul l'arpentage,
De ses calculs divers voulant bien l'avantage,
Aligne ses jalons, toujours suivant les lieux,
Opère justement, très-souvent de son mieux.
La science, les arts, veulent bien grande étude ;
Aucun travail se fait sans très-grande aptitude.
Vraiment, toute œuvre exige au travail bon vouloir :
Nul ne peut agir s'il oublie ce devoir.
Un loyal magistrat, pour rendre la justice,
Consulte dossiers, et cherche le complice.
Ses peines, très-souvent, restant sans grands succès,
Lui font bien détester un si mauvais procès.
Ennemi du larcin, il cherche le coupable,
Et sa conduite alors est toujours équitable.
Dans sa sphère, chacun apporte dévoûment
A ses nobles travaux, à leur achèvement ;
Point peine à regretter pour qui veut bien s'instruire :
Toujours le travail sert pour qui sait se conduire.
Le travail manuel est bon à la santé ;
Quand il n'est pas trop dur, met de l'activité
Aux organes des sens, même à l'intelligence,
Et tout marche à souhait, avec persévérance.
Le sculpteur, bien soigneux de ses très-grands travaux,
D'une énorme pierre ouverte à ses ciseaux,
Par son art consommé, bien actif à l'ouvrage,
Découvre bras et corps, et surtout beau visage,

Et, de sa main habile, un gros et dur moellon
Prend souvent tout à coup les formes d'Apollon !...
De même le souffrant, couvert de maladie,
Et déplorant son sort, toujours sans industrie,
Mais soumis aux bienfaits d'un cœur généreux,
Reçoit soins et secours des plus affectueux ;
Soigné, très-bien traité, d'affection bien grave,
Son corps décomposé trouve soin efficace,
Et, par grand dévoûment, ce corps des plus affreux,
Ayant repris sa forme, est devenu gracieux !...
Les sciences, les arts, sous un heureux auspice,
Se donnent bien mainforte, et, sans nul artifice,
D'un mutuel accord propagent le bonheur.
L'homme, de ses travaux, est le contemplateur !...
De l'ingrate indolence évitez la visite ;
Toujours nuisible à l'homme, et partout alarmiste,
Et des forces du corps enlevant l'action,
De l'esprit, mainte fois, détruit précision.
Le travail de l'esprit a bien son importance :
Qui veut bien se porter l'occupe en conséquence.
Les mouvements du corps, souvent avantageux,
Vraiment pour l'homme actif sont parfois fructueux,
Je le dis pour les gens bien faits à la fatigue.
Chacun l'appréciera, ceci reste physique.

SUR L'ART DE GUÉRIR

CHAPITRE X.

Avis aux insouciants ; beautés de la science.

De mes travaux je dois gravement m'occuper ;
De science voulant les beautés annoncer,

Je le ferai sans art, mais avec certitude
Que les faits avancés sont pleins d'exactitude.
La bonne vraie science ennuie au charlatan,
Mais pour le médecin elle est un talisman.
Prédire de vieux jours, et par expérience,
Ne peut être le fruit que de bonne croyance ;
En suivant toutefois les principes connus,
Suivra bonne santé, longévité de plus...
A tous, sincèrement, je livre ma doctrine ;
Je la trace soudain, mais toujours sans routine.
Tout paraît démontré par des faits bien certains.
Je l'expose en ces vers avec assez d'entrain,
Que tous ces bons avis, venant de l'hygiène,
Doivent être suivis, science étant certaine ;
De ses très-grands bienfaits on voit que vérité,
En tout temps on jouira de leur stabilité.
Ces principes constants, dits sans moindre artifice,
Sont vrais, très-sérieux, et bien pleins de justice.
Du Code on sait les lois, inscrites par l'État ;
Qui sait les transgresser en craint le résultat.
Le vol et le larcin méritent peine grave.
Qui se soumet aux lois va seul droit, sans entrave.
L'hygiène, vraiment, code de la santé,
Veut être étudiée avec sincérité.
De ce faible exposé soyez pas incrédule ;
Tracé bien librement, j'en sais le préambule :
Qui suivra fermement, pour *vivre vieux, très-vieux*,
Les principes connus, sera *toujours heureux !...*
Ces préceptes sont vrais, toujours on doit les suivre ;
S'en écarter serait son malheur bien poursuivre.
De la santé le code applique très-souvent
Mal grave et douloureux comme dur châtiment
Aux grands insouciants, à plus d'un incrédule,
Dévorés par des maux bien acquis au centuple ;

Méconnaissant les lois de la longévité,
Oubliant tout avis, nuisent à leur santé;
En suivant avec soin les lois de l'hygiène,
De ces maux douloureux n'auraient aucune peine.
Toute position en l'état social
Demande ordre, grand soin et tout bien spécial.
Le code transgressé des vraies lois militaires
Applique à tout soldat peines disciplinaires;
Et, dans l'ordre civil, l'intègre magistrat
Contre un grand criminel dirige son mandat.
Donc, justice de l'homme, on doit toujours te craindre !
Justice du Dieu bon, je ne puis te dépeindre !
Pleine de pitié pour tous les malheureux,
Sur ton bien grand pouvoir *quels chants harmonieux !!!*
Puissent-ils bien toucher ces têtes fort légères,
S'occupant que plaisirs, et bien peu de misères;
Connaissant que leur goût, peu de sobriété,
Courant aux faux plaisirs, nuisent à leur santé.
De l'hygiène, tous, ils en rient et s'en moquent;
A ses bienfaits constants souvent ils se dérobent,
Et plus tard on les voit, par de grandes douleurs,
Se plaindre, bien gémir, même verser des pleurs.
Ah ! pour leur guérison on s'érige en ministre ;
Les succès obtenus, tous on les enregistre,
Bien heureux quand on peut, par un grand dévoûment,
Apporter au souffrant un prompt soulagement !
Le médecin, joyeux du beau de sa science,
Admire ses succès avec grande assurance.
Ce pouvoir est l'effet de sérieux travaux,
D'un savoir étendu sur *tous les végétaux;*
D'un bon praticien, oui, la science infuse
Doit connaître de tout; sur ce point pas d'excuse.
Ses veilles, ses jours, sont pour l'humanité;
Il est le soutien de la société.

3

Et consoler les uns , visiter l'infortune ,
Grand et noble devoir, rempli sans peine aucune.
De la mort racheter un fils vraiment aimé ,
Un père bien chéri , justement estimé ,
C'est l'œuvre du savoir , même de la science ,
Et l'on reçoit souvent sa bien douce influence.
Et de même le Nil , couvrant de son limon
La plaine verdoyante, en rehausse le nom !...
Telle la lumière , active , bienfaisante,
Donne force , vigueur , nutrition constante
Aux corps organisés , ne pouvant s'en passer,
La cherchent toute part pour se l'approprier !...
Des rayons du soleil la rose veut éclore ,
Et du soir au matin la couleur brille encore ;
Toujours de son parfum , agréable et flatteur ,
On se pare avec goût, pour en avoir l'odeur :
Emblème souriant d'une science aimante ,
Et qui répand partout doctrine bienfaisante ;
Et du ciel , la rosée , au sol avarié ,
Donnant belle verdeur au *gramen* desséché ,
Est le tableau frappant de science connue ,
Qui se dévoue vraiment, sans trop de retenue ,
Aux intérêts publics, rarement languissants,
Et méconnus parfois , toujours très-séduisants.
Soutenir la santé, maintenir l'existence,
De l'homme prévoyant c'est bien là son essence.
Demi-savoir toujours et partout est fâcheux ;
Agir bien sûrement est toujours fructueux !...

CHAPITRE XI.

Avantage de la poésie sur la prose. — Dévoûment du médecin.

En lisant ce travail, on peut dire : il s'abuse...
Mais de le publier recevez mon excuse ;
J'agis par bons motifs, cela paraît certain ;
Maintenant vous jugez le petit écrivain !...
La prose publier, cela paraît vulgaire,
Et chacun lui sourit suivant sa manière ;
Sur les livres, journaux, elle est souvent en jeu ;
De la défigurer, on le fait bien un peu.
Voulez-vous bien dormir ? lisez beaucoup de prose :
C'est un bon somnifère, et qui seul en impose.
Récitez-vous des vers ? tous vos sens sont émus,
De leur diversité vos sens restent accrus.
Parler science en vers est chose très-utile ;
On l'apprend avec goût, devient plus facile,
Et la critique enfin n'est point à redouter.
Eh bien ! sur la louange il n'y faut pas compter ;
Parlez-vous bien en vers ? tout est là le mérite (1).
On sera satisfait de votre humble redite ;
Des Muses le langage est bien celui des dieux ;
A dessein l'ai suivi, d'âge étant assez vieux.
La prose, constamment, est langue de l'enfance ;
On l'écrit, on la parle en toute notre France.
Trompée assez souvent, même sans le vouloir,
Elle raisonne, agit, suivant son bon savoir ;
De tout elle dispose avec grand avantage,

(1) C'est-à-dire si l'on dit des choses vraies, reconnues par la science.

Toujours à son profit, malgré son entourage.
Si en vers vous voyez un livre bien suivi,
Toujours de ce travail l'esprit en est ravi ;
Raconter les beautés, en vers, d'une science,
C'est bien dire au lecteur : *Lisez, et confiance !...*
Aux Muses se livrer est bien harmonieux ;
Science discourir, c'est toujours sérieux.
Ami du beau, du vrai, j'ai grande certitude,
Par ce petit travail vous verrez l'aptitude,
A faire triompher la vérité partout,
En science, savoir, *médecine surtout !...*
Bien peu de médecins ne se sont fait connaître,
Avec muses et chants n'ont pas voulu paraître (1),
Occupés sans relâche à leur profession,
Pour l'intérêt public sont tous en action.
De même l'ouvrier, frappant fort sur l'enclume,
A coups précipités et comme de coutume,
Pensant point à ses durs et pénibles travaux,
N'agit que par devoir, non par un zèle faux...
Tel ce bon moissonneur, recevant au visage
Les rayons bien brûlants du soleil, de l'orage,
Et coupant paille, épis, voyant que son état,
Travaille constamment, fidèle à son mandat.
Mais toujours le savant, s'occupant de science,
Voit souvent près de lui des gens sans compétence
Critiquer, amoindrir son précieux travail,

(1) Cependant je citerai : 1° Fracastor, médecin distingué, qui a fait un poème très-curieux sur la syphilis ; 2° Haller, qui a laissé des poésies remarquables sur la médecine ; 3° Spon, médecin à Lyon, qui a traduit en vers français les *Aphorismes* d'Hippocrate ; 4° Bouvard, premier médecin de Louis XIII, poète érudit, qui a fait un volume en vers sur la mort d'une dame de la cour ; 5° Petit (Pierre), médecin de Paris, est l'auteur de diverses poésies sur les larmes, la lumière et le mouvement des animaux, etc,

Bien petits connaisseurs, peu savants en détail.
Le médecin instruit, visitant ses malades,
Ne s'occupe que d'eux, suit peu les promenades;
Tous ses soins et son temps sont pour l'humanité;
Il donne pour garant sa haute probité.
Imbu de son devoir, il voit l'ingratitude
S'ériger maintes fois en belle turpitude,
L'accuser sans raison d'un fait malencontreux,
Le proclamer sans droit, en esprit captieux...
L'ignorance honteuse et soutien des vices
A donné trop souvent en très-grands sacrifices
La science, l'honneur *d'hommes des plus instruits*,
Et s'occupant fort peu d'en recueillir les fruits;
Mais souvent, très-souvent, voyant que gratitude,
De leurs peines, labeurs, oublient bien lassitude.
Placés près d'un souffrant, ils sont toujours heureux;
Connaissant que devoir, ils en sont tout joyeux.
Pleins de compassion, ne pensant que science,
On les voit, nuit et jour, user de bienveillance,
Donner soins bien suivis et sans distinction
A quiconque recourt à leur profession...
Le médecin toujours soulage les misères;
Les fatigues pour lui ne sont jamais amères.
Au dehors, même en ville, il court de toute part
Où son devoir l'appelle et pour donner son art;
Nuit et jour on le voit affronter, et sans peine,
De bien graves dangers où mort presque est certaine.
Au milieu du péril, il s'en occupe peu;
Pour l'intérêt public tous ses sens sont en jeu.
N'écoutant que son cœur, on le voit à l'ouvrage;
Dès l'aube du matin, il s'ouvre un beau passage.
A travers carrefour, ruelle bien immonde,
Apparaît sa science, et partout bien féconde,
Visitant malheureux, même le consolant,

Lui donner soins, secours, toujours en souriant.
De même le soleil, réchauffant la terre,
Distribue ses rayons aux plantes de la serre !

CHAPITRE XII.

Avis à suivre pour avoir une longue et bonne existence.

De l'hygiène enfin j'ai dû vraiment parler ;
Ses principes réels, j'ai dû les exposer ;
Science bonne et sûre, étant propice à l'homme,
Par ses effets constants ne peut tromper personne ;
Ses préceptes suivis, s'en écartant jamais,
On a bonne santé pour toujours, désormais...
On ne peut vivre vieux avec l'intempérance ;
Vraiment, c'est trop certain, et c'est d'expérience.
La cause des grands maux de notre genre humain
Est l'effet malheureux d'un esprit incertain,
Méconnaissant les lois de santé, de la vie,
Subit avec douleur peines de l'incurie.
De la bonne hygiène, et que vous connaissez,
Suivez les bons avis, toujours vous en jouirez !...
Bons organes, toujours, en très-bon entourage,
Donnent forces au corps et sans trop de partage ;
De tous les grands ressorts, pas de plus usité
Que ceux qui font mouvoir existence et santé ;
Les rouages guidés avec soin et prudence,
D'un effet merveilleux inspirent confiance.
Vivre bien sobrement, bonne digestion,
Respirer un air pur, prompte nutrition,
Sont des points importants d'un heureux avenir,
Pour la bonne santé donnent à réfléchir...

Qui s'éloignera donc du but de l'hygiène ?
Personne, je le crois, *ma voix reste incertaine !...*
Vivre vieux, bien portant, c'est le désir de tous;
Ah ! cette question, vraiment je la résous !...
La conservation, l'existence de l'homme,
Sont dans ses actions, et n'agit bien, en somme,
Que pour son doux repos, sa santé, son bonheur.
Souvent de grands travaux il est le promoteur;
Flattant ses passions, sa vive intelligence,
Au plaisir, au travail, se livre avec constance ;
Et, bravant les frimas, agissant pour le mieux,
Ne craint aucun danger : il en est plus heureux.
Se couchant parfois tard, se levant dès l'aurore,
Il passe ainsi ses jours et ne craint rien encore ;
Ceci démontre trop que l'homme est apte à tout,
Qu'il est toujours dispos à bien faire partout.
A ses propres dépens, il semble ne rien craindre ;
Affronte tout péril, et toujours sans se plaindre.
L'erreur souvent le suit, le conduit au trépas,
Le traîne par la main, offrant de faux appas.
S'il jetait ses regards parfois sur la science,
Oh ! elle lui dirait : Pense à ton existence ;
De ta frêle santé ne peux en disposer ;
Suis meilleur sentier pour mieux la conserver.
L'hygiène, vraiment, doit être ta boussole ;
Vouloir en départir serait trop frivole.
Science du bonheur qui t'offre la santé,
Consulte-la toujours pour ta longévité !...
Elle trompe jamais, c'est chose bien certaine.
Je le dis franchement : quoi de mieux que l'hygiène ?...
Elle donne vraiment l'art de bien se porter,
D'éviter tous les maux qui peuvent arriver,
De vivre sagement, sans grande retenue,
De nos forces user, sans les perdre de vue ;

C'est une bonne mère, aimant tous ses enfants,
Qui veut donner santé même aux récalcitrants.
Elle offre le flambeau du bien, de l'espérance ;
Par elle bien instruit, on a sa bienfaisance.
Je peux bien en parler : je connais tout le prix
De ses constants bienfaits, et même ceux du Styx.
Vraiment, huit fois dix ans, ah ! bientôt sur ma tête,
Donnent droit de parler à qui s'en fait bien fête !...
A neuf heures, au lit (1), se lever du matin,
Et déjeuner à dix, c'est toujours opportun ;
A cinq heures dîner, c'est de bien bon usage.
Prendre bons aliments sera grand avantage,
Et pour bien se porter il faut sobriété :
C'est le moyen certain d'avoir bonne santé.
A chaque bon repas, que votre nourriture
Ait toujours un apprêt de bien bonne nature.
Bien souvent viande noire, et même le cochon,
Sont nuisibles parfois pour la digestion.
Boire modérément en toute circonstance,
C'est éviter tout mal avec bonne assurance ;
Café chaud au matin et le soir le bon thé,
Bonne habitude prise est douce à la santé.
Vivre paisiblement sans chagrin et sans peine,
C'est se donner beaux jours, la chose est bien certaine ;
Bien se mettre à couvert du froid, de la chaleur,
C'est bien se garantir des grands maux de primeur.
Travail bien modéré fait souvent santé bonne ;
On peut l'apprécier, en juger en personne.
Respirer un air pur et fuir l'oisiveté,
L'esprit, bien en repos, suivra longévité...
Avoir le grand désir, devant être durable,

---

(1) On peut aller jusqu'à dix ; la règle n'est pas invariable, mais la privation de sommeil altère la santé.

De soulager le riche, aussi le misérable,
En aura souvenir des hommes et de Dieu ;
Et quand l'action suit, la vertu reste en jeu.
Grand sentiment du cœur donne bien espérance
De vivre vieux, très-vieux, avec belle jouissance,
D'avoir santé parfaite et des jours bienheureux...
Pour le bonheur de tous, eh bien ! oui, quoi de mieux !
Qui suivra ces avis avec exactitude,
De leurs constants bienfaits en aura certitude.
L'hygiène, on le voit, donne bonne faveur.
Ses préceptes connus excitent au labeur ;
Les mettant à profit, souvent pour tout malade,
J'en contemplais l'effet, toujours sans incartade.
J'ai parfois observé, le dire franchement
Est un fait bien constant, accompli librement,
Que quiconque a suivi les lois de l'hygiène
S'est toujours bien porté, la chose est bien certaine,
Et tout individu voulant s'en affranchir
A déploré son mal, *et n'a su que gémir !...*
Vous tous qui me lisez, ayez bien pour principe,
Si vous voulez santé, que rien ne vous dissipe ;
Suivez exactement, pour devenir bien vieux,
Les préceptes décrits, et vous serez heureux !
Je parle gravement à toute intelligence,
Au sexe beau, charmant, à sa grande prudence,
Désireux de le voir, plein de prospérité,
Jouir très-paisiblement d'une belle santé...
Tous ces grands documents sont acquis par l'étude,
J'en appelle à témoin des savants l'aptitude...
A l'appui de ces faits, il est bon de savoir
Que le gouvernement, rempli de bon vouloir,
A décidé vraiment qu'un traité d'hygiène
Soit de suite enseigné, science étant certaine,
Dans les villes et lieux de haute instruction,

Et comme garantie à toute affection...

De ces faits il ressort que l'hygiène , amie

De la bonne santé , prolonge aussi la vie ;

Pour sa longévité faut bien y recourir,

Mais nul, impunément , ne peut s'en affranchir.

Un médecin anglais a dit sans assurance

Que la longévité dépendait de l'aisance ,

Du mouvement connu , s'élever, s'abaisser,

De la belle soupape active à s'agiter,

Couvrant le larynx , qu'on nomme *épiglotte ,*

Et toujours vigilante , au pourtour de la *glotte.*

Gib-Duncan a donc dit que la longévité

Était sur l'épiglotte et sa mobilité ;

Qu'étant bien verticale, on peut très-longtemps vivre :

Absurde théorie, et qui ne peut survivre.

Bonne longévité , par des faits mieux acquis ,

Se puise dans les mœurs *de gens des mieux choisis !*

L'hygiène la donne avec bonne assurance ,

Et pourquoi donc la fuir avec indépendance ?

En connaître le prix , c'est très-avantageux ;

On doit le proclamer comme un fait sérieux.

CHAPITRE XIII.

Preuve irrécusable de l'utilité de la revaccination. —
Théorie physiologique.

La vaccine , vraiment, étant de l'hygiène ,

J'ai hâte d'en parler, même de l'oxygène.

De ses constants effets je dirai quelques mots ;

Sur son innocuité que de grands , bons propos !...

Ce travail sérieux et plein de bienveillance
M'engage à raconter, avec bonne assurance,
Les effets bien divers du vrai virus vaccin,
Préservatif d'un mal bien rarement bénin,
Bien souvent détruisant le germe de picote (1);
D'autres fois ne fait rien, en voici l'anecdote :
Introduit sous la peau, n'étant point absorbé,
Porte nulle action sur le germe formé ;
Parfois le vrai vaccin, mis dans l'économie,
Par des faits non douteux reste dans l'inertie...
Sur le varioleux, vacciné sûrement,
On trouve grave cas, mortalité souvent.
Sur ce, serait-il dit, jamais plus de vaccine ;
Ne faisant rien sur nous, ce n'est plus que routine.
Oh ! oh ! complète erreur : toujours le vrai vaccin
A son effet très-sûr ; c'est un moyen certain
Contre un mal affreux, contre la variole,
Préservatif connu de ce mal qui désole.
Pour vous en affranchir, vous rendre bienheureux,
Revaccination vous rendra bien joyeux.
Souvenez-vous toujours qu'après dix-huit années (2),
Au vaccin recourez, même dans vos tournées,
Toujours serez alors à couvert de ce mal ;
Son germe, bien détruit, ne sera qu'idéal.
A cette occasion, point trop de négligence :
Santé, vie, avant tout, passent de préférence.
Bien se mettre à couvert d'un mal si dégoûtant
Est le devoir sérieux d'un homme bien portant.
Le vrai virus vaccin, mis dans l'économie,

(1) Nom vulgaire donné à la variole, on petite vérole.
(2) Beaucoup d'individus, après avoir été vaccinés, ont eu, dix-huit à vingt ans après, une variole des plus confluentes. Plusieurs en sont morts...

Parcourt tous les tissus, fortifiant la vie ;
Introduit dans le sang, il aide aux fonctions,
Détruisant sûrement les altérations
Des organes moteurs, portant cause morbide
D'un mal si dangereux, et souvent bien perfide.
Circulant dans le corps pendant plus de vingt ans,
Ce virus est détruit, n'agit plus au dedans.
Ceci paraît exact, l'assertion est bonne ;
Je vais la démontrer, l'affirmer en personne.
Le vaccin introduit dans la masse du sang,
Servant aux fonctions, partout se charriant,
Se *divisant souvent* et *changeant de nature*,
Et seul, dans l'organisme, ainsi se dénature.
On ne peut en douter, cela paraît certain
Par des faits bien acquis qu'on découvre soudain ;
Perdant son action, tombe dans l'inertie ;
Après un temps bien long, souvent il se vicie.
Il est détruit encor par les sécrétions
De la bile, l'urine, ou par absorptions
D'agents assez nombreux lui enlevant sa force,
Devient sans effet, et rien ne le renforce.
La transpiration, chaque jour se faisant,
Même plus ou moins forte, émanant bien du sang,
Détruit bien quantité, qualité des liquides,
Porte vitalité sur tissus dermoïdes,
Enlevant tout effet du vrai virus vaccin :
Dénaturé, vraiment, il est à son déclin...
De même l'arbrisseau, végétant sur la terre,
Perd force, vigueur, meurt souvent sur la pierre.
Sève trop épuisée est bien cause de mort ;
Nourriture manquant, reçoit aucun apport !

CHAPITRE XIV.

DE LA MORT

Étant souvent le résultat de l'omission des principes hygiéniques.

Après de longs travaux, on a pour récompense :
La *mort*, met fin, hélas ! à de chère existence,
Chaque jour voyageant, et son corps décharné
Crispe nos sens d'horreur ; serait-il d'*un damné*,
Ce spectre bien affreux, marchant en moraliste,
Écarte ses longs bras pour prendre à l'improviste.
Offrant triste leçon à bien des malheureux,
De leur santé devrait les rendre soucieux ;
Visitant les palais, même les chaumières
Et toujours se complait de nos propres misères.
Sa tête hérissée et ses grands yeux mourants
Saisissent de frayeur tous les êtres vivants ;
Son corps décomposé, ses cuisses appauvries,
Sont l'effet trop certain de graves maladies ;
Les traits affreux, crispés, les os perçant la peau,
D'un pauvre moribond c'est vraiment le tableau ;
Le pouls se ralentit, la bouche bien béante,
Le corps perd sa chaleur, la mort est évidente.
Pour dernier effort, on entend un soupir :
C'est l'expiration... Hélas !... quel souvenir !
Le sang a reflué du gros tronc pulmonaire
Au cœur, du côté droit, c'est toujours l'ordinaire :
Phénomène connu, n'arrivant qu'à la mort,
De la vie est la fin et dernier effort !
Vous tous qui me lisez, par soins et vigilance,
Éloignez le moment, par très-bonne assurance,
De ce jour malheureux qui doit nous séparer

De nos affections, qu'il faut abandonner ;
Aimez par-dessus tout la paix, toujours bien douce,
Toujours heureux serez, et même sans secousse.
En suivant toutefois les lois de la santé,
S'écouleront beaux jours avec prospérité.
Pour votre intérêt propre, et celui de famille,
Conservez bien santé : quoi de mieux, plus utile ?...
Que la mort est fatale et cruelle aux humains !
Pénibles sont les coups qui partent de ses mains.
L'inflexible connaît, n'y n'épargne personne ;
De son horrible faux partout elle moissonne,
Les hommes de savoir, comme les ignorants ;
Enfin tous les mortels lui sont indifférents.
Pour vos affections évitez sa rencontre,
Toujours affreuse à voir, souvent elle se montre ;
Vous écartez jamais des principes connus,
Longs jours arriveront et seront continus.

CHAPITRE XV.

Réflexions sur les maladies qui suivent.

Comme grand complément aux lois de l'hygiène,
Je dois vraiment parler d'affection certaine,
Trouvant cause et effet dans son complet oubli,
Ce qui n'aurait pas lieu, son conseil bien suivi ;
Clairement je dirai certains cas bien morbides,
Et les moyens très-sûrs de les rendre lucides,
Même de les guérir sans beaucoup d'embarras.
Je vais m'en occuper, le ferai sans *fatras* ;
Je parle gravement, avec bonne croyance :
Qui suivra ces avis en aura bienfaisance.
Pour devenir bien vieux, soignez bien votre corps :

C'est aussi important que de sortir dehors.
Par un temps sec et beau, prendre un peu d'exercice
En lieu sain, élevé, sera sous bon auspice,
Boisé passablement. Évitez le vallon :
Souvent l'eau qui croupit donne qu'infection...
Des beautés de mon art j'ai donné l'assurance ;
Aux hommes éclairés, dignes de bienveillance,
J'ai confié ma doctrine et mon humble savoir.
Pour leur bonne santé, j'ai *accompli un devoir ;*
Je dirai maintenant, et avec certitude,
Tout ce qu'il faut à l'homme ayant peu d'aptitude
A bien soigner son corps des maux de la peau ;
Des moyens bien connus j'en ferai le tableau.

CHAPITRE XVI.

**Coup d'œil sur quelques maladies de la peau, et les
moyens de les guérir, pouvant être la suite de l'inob-
servance des préceptes de l'hygiène.**

Ayez toujours le corps assez couvert et propre,
Bien peu d'affections ne pourront sur vous mordre.
Beaucoup d'éruptions survenant sur le corps
Guérissent aisément, et toujours sans remords ;
Limonade, bains chauds, tisane saponaire,
D'affections du derme est pour cure ordinaire.
Peau sensible produit ce mal bien ennuyant ;
Un régime suivi, doux et très-humectant,
Produira bon effet, c'est chose bien connue.
Le médecin le sait, bien exempt de bévue ;
Ami de son bel art, fidèle observateur,
Il agit gravement, en très-bon connaisseur.
Lotions, frictions, sont parfois très-utiles

Aux malades âgés ou souvent bien débiles.
Boutons parfois nombreux, donnant démangeaison,
Très-souvent sont guéris par les bains chauds de son.
Étant suite toujours d'une peau délicate,
Il est bon d'éviter l'usage d'aromate ;
Parfois l'éruption, sans grands soins se guérit,
N'ayant eu pour effet qu'un bien léger prurit.

DES DARTRES EN GÉNÉRAL

CHAPITRE XVII.

Maladie à la peau, très-grand prurit du derme,
Forte démangeaison, avec douleur extrême,
Affection locale et souvent sans danger,
Qu'il faut vite guérir et se débarrasser.
De ce mal sérieux on doit bien se défaire ;
Employer moyens sûrs, toujours on doit le faire.
Maladie assez grave et à nombreux degrés,
Excoriant la peau, tous en sont éplorés.
Les genres sont connus, d'espèce différente ;
En parler longuement, chose point importante.
Là, je n'emploierai que moyens curatifs,
Traitements usités, parfois palliatifs,
Toutes ayant souvent même cause uniforme ;
Prenant même tissu, tout doit être conforme ;
Variant cependant, suivant les cas nombreux,
La médication de ce mal ennuyeux,
Et ses divers degrés, connus par la science :
On doit donc le traiter avec soin et prudence.
Parfois vent du nord-est, grande, forte chaleur,

Déterminent des maux avec vive douleur;
Ces causes, bien souvent, développent la dartre
D'une inflammation qu'on ne peut combattre.
Soudain l'intempérance, aussi malpropreté,
Donne bien mal au derme et mauvaise santé;
Forte viande salée, en grande nourriture,
Des dartres, bien souvent, est parfois la pâture.

DARTRE FARINEUSE.

La dartre farineuse est point à redouter,
Bien facile à guérir, très-facile à traiter.
Fort souvent lotion de chlorure de soude (1)
Doit bien être employée, et ceci vaut la douche.
Frictionner souvent ce petit mal gênant :
Pommade oxygénée est remède constant.
Par ce bon procédé, d'un emploi très-facile,
Ce beau mal disparaît, reste ensuite docile;
Même on peut employer le bain entier chaud,
Tisane de pensée, et rien fera défaut ;
De légers purgatifs seront mis en usage,
Suivant les divers cas, même avec avantage.

DARTRE CRUSTACÉE.

La dartre crustacée existe au nez, au front,
A la joue, au col même, et souvent sur le tronc ;
On la voit isolée, ou bien en larges plaques,
S'étendant sur le corps, lui donnant ses attaques :
Boutons bien variés, réunis en faisceau,
Forment ce mal hideux qui se voit sur la peau,
Et dépendant toujours d'inflammation vive ;
Du tissu cutané c'est cause corrosive.

(1) Sel de cuisine.

4

On doit avoir recours, en cette affection,
A l'eau chaude de mauve, en bains et lotions ;
Mettre cérat soufré, la croûte étant tombée,
Sur le mal découvert, c'est bien cure assurée;
Et bains chauds, sulfureux, la guérison hâtant,
Donnent vite santé pour malade souffrant.
La même affection se guérit bien encore
Par le baume *Callmann*, remède qu'il décore :
Dépuratif du sang, par lui bien dénommé,
Pour sa propagation ce nom lui fut donné.

DARTRE MILIAIRE.

La dartre miliaire offre bien des papules,
Petits boutons nombreux, réunis en globules,
Sécrétant sérosité, donnant force prurit,
Faisant croûte en séchant, dérangeant l'appétit ;
Se développe au tronc, au col même, au visage,
Donne fièvre souvent, et faisant bien ravage.
Tisane de pensée est dans le traitement ;
Régime toujours doux sera très-humectant,
Et bains entiers chauds seront de bon augure;
De la dartre qui suit exige même cure (1).

DE LA DARTRE PUSTULEUSE.

La dartre pustuleuse, ou dartre à gros bouton,
Apparaît au thorax, souvent sur le menton;
Parfois disséminée, elle est à la figure,
Aux bras, cuisses et dos, et c'est sans imposture,
Sous formes de boutons, gros comme petits pois,
De pus toujours remplis, et mettant aux abois.
Éruption sensible, et surtout douloureuse,

(1) C'est-à-dire même traitement.

Successive parfois et toujours ennuyeuse,
Gros boutons se forment , pustule où sort le pus ,
Se desséchant alors , et suinte le surplus.
Bien grave maladie et toujours très-sensible ,
Ne prenant que l'adulte , étant très-accessible ,
Portant sur l'intestin un certain *stimulus,*
Irradiant partout , allant même à l'anus.
Ces deux variétés ont la même importance ,
Et dans le traitement bien peu de différence :
Des bains généraux, chauds, seront utilisés ,
Tisane fumeterre et houblon desséchés,
Et de pensée aussi ; pommades sulfureuses,
Mises en frictions , sont parfois très-heureuses ;
Moyens rationnels , toujours avantageux,
Devront être employés , ne pouvant rien de mieux.
De ces très-bons moyens , si guérison n'arrive ,
Prenez bains sulfureux , potion purgative,
Pilule savonneuse , et sangsue à l'anus
Si le cas le prescrit , ce sera pas abus ;
Frictionner le mal avec bonne pommade ,
Par *Dumont* préparée , et sans trop d'incartade ,
On obtiendra guérison, on le déclare certain.
Ce remède, étant bon , se fait jamais en vain.
Fuyez les échauffants : liqueur alcoolique
Ne ferait que du mal, c'est peu *problématique.*

MENTAGRE, OU DARTRE DU MENTON

(variété de la dartre pustuleuse).

Gros boutons sur la peau , survenus au menton,
Font la dartre *mentagre*, ayant reçu ce nom ,
Phlogose, mal du derme, à boutons bien rougeâtres,
Toujours bien réunis, étant parfois jaunâtres.
Ce mal, peu sérieux, donne bien grand prurit,

Souvent vive douleur, bien qu'il soit circonscrit ;
Boutons furonculeux, recouverts par la barbe,
Au sommet suppurant ; on la coupe, on l'ébarbe
Avec ciseaux très-fins, et non avec rasoir
Au matin, eau de son, cérat soufré le soir,
Seront utilisés sur la peau malade,
Et l'une en lotion, l'autre en bonne pommade ;
Bain chaud sera donné, toujours bien important,
Pour dissiper le mal : tout est là rassurant.
Si de l'affection vous n'en voyez l'issue,
Eau mauve en lotion sera pas imprévue ;
Cataplasme de lin sur le mal douloureux,
Croûte étant enlevée, est bien avantageux ;
Cautériser le mal, plaie assez découverte,
Avec nitrate d'argent, c'est guérison offerte :
Nombre de grands succès, par ce bon procédé,
Ont couronné mon art et l'ont consolidé.

DARTRE RONGEANTE. — LUPUS.

Dartre vive, rongeante, ou bien phagédénique,
Circonscrite toujours, fournit un pus fétide,
Sévit les téguments par boutons pustuleux,
Au visage et au dos donnant pus ichoreux ;
Aux oreilles parfois, la peau violacée,
Donne démangeaison toujours bien enflammée.
Souvent se corrodant avec grande douleur,
On souffre vivement avec forte chaleur ;
De l'ulcération, sérosité s'écoule,
Acre, très-corrosive, et toujours pus découle.
Le corps réticulaire est souvent mis à nu,
S'ulcère énormément, parfois ainsi rendu ;
Ce pus, bien concrété, forme bien dure croûte,
Et se renouvelant ; vraiment, cela déroute,
Rongeant tous les tissus, et pouvant nuire aux os.

Pour arrêter le mal, on est toujours dispos.
Pour calmer les douleurs, usez de narcotiques :
Opium, *laudanum*, sont les meilleurs topiques ;
Et bains chauds, sulfureux, seront pas oubliés :
Pris *deux heures* le jour, seront bien employés.
Frictions, lotions, toujours émollientes,
Calmeront la chaleur et seront suffisantes.
Tisane douce-amère a un effet certain ;
Comme dépuratif, agit souvent soudain.
Parfois purgation sera bien ordonnée ;
Une diète douce et très-bien observée,
Contribueront vraiment à bonne guérison,
Avec autres moyens : c'est dit avec raison.
Si ce mal, bien affreux, prend mauvaise tournure,
On aura bien recours, pour avoir bonne cure,
A la pâte de Côme, ou bien de Rousselot :
Remède sûr, certain, c'est bien le meilleur mot
Qu'on puisse prononcer en si grande occurrence
Pour détruire ce mal avec bonne assurance.
Boire peu de liqueurs, s'abstenir de porc gras,
Voilà le traitement qu'il faut en pareil cas.
Affections de peau se guérissent encore
Par préparation d'un remède sonore :
Hydrocotyle a nom, puis *asiatica*,
Guérissant tous les maux..., *trop dit comme cela !*
Mal à l'extérieur n'est pas beaucoup à plaindre :
Il détourne souvent celui qu'il faudrait craindre.
De la peau, maladie, on doit peu s'affecter ;
Quand l'estomac est bon, il faut se rassurer.
Exanthèmes, souvent, sont que des émonctoires,
A la bonne santé toujours préparatoires.
D'autres maux de la peau sont encore bien connus ;
Plus ou moins sérieux, étant discontinus.
Sur ces affections, point de monographie :

Je parle pour autrui, point d'homœopathie.
Des dartres le traitement, souvent bien exposé,
Peut se modifier, suivant qu'il est tracé.
Le docteur Orilauw a pour grand spécifique
Un remède certain, dit antiherpétique,
Des dartres, bien souvent, obtenant guérison.
J'en parle seulement, sans affirmation,
Et déclarant toujours que je suis bien en garde
Contre médicaments vendus sans sauvegarde.
Je parlerai donc peu du bois de Condurango,
Dans le grand traitement des grands maux de la peau,
Découvert depuis peu dans le sud d'Amérique;
Ses effets sont certains, la chose est bien publique.
Prise en décoction, l'écorce de ce bois,
De grave affection serait-on aux abois,
Se guérit bien, dit-on, par son constant usage;
De même du cancer, on a cet avantage.
Le bon médecin Bliss, habitant Washington,
Avec ce grand remède a illustré son nom.
De plus amples détails je saurai m'abstenir;
De ce grand traitement ne puis rien éclaircir.

FIÈVRE INTERMITTENTE

CHAPITRE XVIII.

Rhumes d'automne et d'hiver; précepte de l'école de Salerne.

La fièvre intermittente a bien souvent pour cause
De l'hygiène oubli, vraiment je le suppose.
Voulant la guérison du malade endurci,
Et pour préservatif, pour lui je n'ai qu'un cri:

Santé surpasse tout, santé fait bien fortune !
De l'homme intelligent chez lui point de lacune...
L'automne, très-souvent, s'annonce parfois mal,
A la bonne santé reste parfois fatal.
Bien souvent maladie a son intermittence,
Très-grave quelquefois et faible en apparence.
Le type, bien souvent, est facile à saisir ;
Avec soin, attention, on doit se prémunir
Contre son caractère et ses divers symptômes.
Parfois on peut agir, et même sans diplômes ;
Et la fièvre surtout, à type insidieux,
Demande secours prompts, nullement oublieux.
Forte fièvre d'accès peut devenir funeste,
Quand le diagnostic en arrière reste.
Le traitement à suivre exige activité ;
Symptômes bien certains veulent célérité.
Le vrai type du mal a très-haute importance,
Veut médication à faire en conséquence.
L'accès pernicieux, quelquefois méconnu,
Trompant le médecin, le rend très-retenu.
Au deuxième accès, il ne peut se tromper :
Diagnostic certain fait toujours méditer ;
Au malade souffrant il donne le remède :
Quinine à haute dose, alors qu'on en possède.
La fièvre étant coupée, il en est satisfait ;
Donner quinine encor produira bon effet :
De là succès complet pour avoir bonne cure.
Et nulle récidive on a sans conjecture.
Un régime tonique est bien du traitement ;
On doit rien négliger, pour qu'il soit concluant.
Il arrive soudain que fièvre trop tenace
Retourne maintes fois, et bien souvent terrasse
Les hommes les plus forts, affaiblis par le mal ;
Demandent prompts secours, par moyen médical.

Connaissant les effets d'une science sûre,
Ils se trouvent heureux de leur bien prompte cure.
Aux hommes affaiblis, bon vin de quinquina,
Sera toujours prescrit, mais avant *le coca;*
Et le régime à suivre, étant toujours tonique,
Sera l'effet constant d'une bonne pratique.
On doit agir ici bien favorablement,
Fièvre d'accès, parfois, donnant empâtement.
Il arrive, en effet, qu'étant souvent rebelle,
La cause bien cachée est toujours trop formelle :
Étant dans le bas-ventre, à la rate surtout,
On trouve gonflement et parfois grand dégoût.
Suspendre traitement, c'est bien rationnel ;
Après on y retourne, et c'est habituel ;
Mais avant, on devra, suivant bon examen,
Et de la maladie aussi de l'abdomen,
Prescrire cataplasme, infusion amère,
Et changer d'air, surtout, sera toujours bien faire.
La fièvre revenant, on doit bien être exact
A prendre chaque jour eau bonne de *Cranzac;*
Gonflement dissipé puis revenir ensuite
Au meilleur quinquina : succès se fera vite.
Les forces reprenant, avec faible santé,
Couvrez-vous bien le soir, c'est de l'habileté.
Faible rhume d'automne, on doit bien peu le craindre;
A *Salerne*, c'est dit, on peut bien s'en convaincre,
    « Pour chasser un rhume bien vite,
    » Tenez-vous chaudement,
    » Travaillez, mangez peu, buvez bien sobrement,
    » Et vous en serez bientôt quitte... »
Cette même saison, aux hommes de travail,
Est utile pour eux, laissant leur attirail,
Souvent quittant la ville et changeant d'atmosphère,
Vont parfois en campagne et trouvent tout prospère;

Rendus à leurs travaux, ont le corps moins pesant,
Et l'esprit plus *subtil*, souvent plus *sémillant*.
La fièvre du printemps, souvent aussi tenace,
De même, également, veut moyen efficace,
Et bols quinine *six* coupent souvent l'accès (1).
Les donner au déclin du mal et sans apprêts
Est chose très-facile et de bonne pratique ;
Je le dis gravement, sans vue économique.
Prenez quinine encor, l'accès étant coupé,
Mais à dose moins forte, et mal est dissipé.
L'hiver, avec ses froids et tout son entourage,
Nous fait mille présents, mais bien sans avantage ;
Donne bien souvent rhume, et parfois forte toux :
Toujours, pour le guérir, faut sirop des plus doux.
Se tenir chaudement, tisane bien gommeuse,
Lait frais, chaud au matin, est chose avantageuse ;
Garder l'appartement, respirer un air pur,
C'est chasser maladie et l'éloigner, bien sûr.
Parfois, en s'écartant des lois de l'hygiène,
Marcher contre la bise, alors on se malmène.
Poitrine peu couverte, ou le corps en sueur,
On trouve promptement cause de son malheur.

UN MOT SUR L'APOPLEXIE

CHAPITRE XIX.

Avis aux hommes de lettres ou de cabinet.

S'adonner fortement aux travaux de l'étude
Affaiblit la santé par trop grande aptitude ;

(1) De dix centigrammes chacun, répétés matin et soir, pendant l'intermittence.

C'est se créer parfois un mal bien sérieux,
Prenant à l'improviste, étant des plus fâcheux.
Mais pour bien le guérir, médecin se dévoue
A soigner tous les maux, souvent grands, qu'il déjoue.
L'homme de cabinet, aimant la santé,
Rempli de bon vouloir, et plein de probité,
Et méditant toujours, ne s'occupant que science,
Ne reprend son labeur qu'avec persévérance,
Pour l'intérêt public, et, toujours travaillant,
Revise ses travaux en homme bienfaisant;
Plein de bons sentiments, sa grande âme sereine
Est toujours en repos, bien rarement en peine.
Par un froid rigoureux, gardant l'appartement,
Où par chaleur bien vive, il souffre aussi vraiment;
S'occupant peu de lui, souvent tête baissée,
Sur le cerveau se trouve action concentrée.
Et changer d'air parfois, on doit bien y penser;
C'est très-avantageux quand on veut travailler.
Peu se couvrir la tête est alors nécessaire;
Avoir le cou bien libre est aussi salutaire;
Se tenir les pieds chaud, le corps toujours à l'aise,
Et fuir de la peinture odeur toujours mauvaise,
Pour l'homme de travail c'est utile et très-sain;
De la bonne santé c'est un motif certain...
De tout ce qui précède, on en voit l'avantage,
On doit bien éviter tout ce qui porte ombrage.
L'homme de cabinet, se livrant au travail,
Étudiant toujours, voyant tout en détail,
Occupé sans relâche aux affaires publiques,
Gardant l'appartement sans soins économiques,
Absorbé fortement par méditation,
Ne rêvant que science ou *constatation*,
Sûr, développe en lui d'un bien grand mal le germe,
Qui, de ses maux, plus tard, peut en être le terme.

Contention d'esprit est bien à redouter ;
Longtemps continuée, il faut la modérer.
Le cerveau, très-souvent, reste fluxionnaire,
Devient cause, effet, d'un mal bien secondaire.
Tempérament sanguin, tête grosse, cou court,
Déterminent souvent mal de tête bien lourd.
Épanchement sanguin formé dans l'encéphale
Détruit sensation, même bien amicale :
L'intellect est obtus, visage vultueux ;
Souvent coma profond et esprit oublieux.
Chaque saison produit nombreuse maladie,
Forte inflammation, parfois *apoplexie.*
Cette affection grave exige de grands soins ;
De suite les donner, mais bien jamais en moins :
C'est d'un bon traitement l'action curative,
Succès plus assuré, guérison plus hâtive.
Une large saignée est le moyen bien sûr ;
Sinapismes volants, ceci n'est pas obscur ;
Et sangsue à l'oreille, émétique en lavage,
Forte dose surtout, feront grand avantage.
Eau froide sur le front, lavements purgatifs,
Sont des moyens certains, puissants dérivatifs.
Le pouls, conservant force et bonne résistance,
Du cerveau maladie en est bien l'apparence.
La détourner parfois, la détruire aisément,
Est l'œuvre d'un savoir agissant savamment.
Dégager le cerveau sera le point de vue
De la science, enfin, heureusement connue.
Toujours l'*hémiplégie*, effet d'un coup de sang (1),
Est de l'autre côté du grand épanchement.
Seule, s'en occuper, serait bien inutile :

(1) L'hémiplégie est la paralysie des membres de la moitié du corps.

Cause, étant au cerveau, n'est pas bien accessible.
Dégager l'encéphale est bien rationnel ,
Par bons dérivatifs : c'est professionnel.
Le cerveau reprenant ses fonctions normales,
Les membres impotents trouvent forces vitales ,
Et , forces revenant, le sang bien absorbé
Perd bien son action sur l'organe affaissé ,
Et tout rentre dans l'ordre , alors, non la mémoire,
Trop souvent effacée , étant sans compulsoire...
Convalescence enfin réclame de bons soins ;
On devra les donner, et suivant les besoins.
Nourriture légère et peu substantielle
Sera toujours donnée , et comme bonne et belle ,
Aux malades guéris , nouveaux convalescents ,
Ayant peu d'appétit , souvent indifférents ;
Tisane d'*arnica* , purgation légère ,
Leur convient assez : c'est chose nécessaire.
On évite rechute, et toujours nouveau mal
De cette affection est très-souvent fatal ;
Changer d'air quelquefois , aller à la campagne ,
On prend bien force ; alors , ne faut plus de compagne.

RÉFLEXIONS SUR LES MALADIES DÉCRITES

CHAPITRE XX.

L'homme de l'art et l'homme d'État *(c'est-à-dire le souverain).*

Pour guérir de grands maux , je devais en parler ;
Pour les éviter tous , fallait les exposer.
Donner le traitement de grave maladie
Était de mon sujet ; ici , point d'aphonie...

Tout rentre dans le plan que je me proposais,
De se mettre à couvert de leurs horribles traits.
Pour donner avec fruit et grande certitude
De solides conseils remplis d'exactitude,
On doit bien démontrer leur bonté, leur valeur,
Les soutenir d'un fait toujours approbateur,
Bien assurer à l'homme une bonne existence,
Lui montrer l'ennemi qui cherche sa présence,
Détruisant les ressorts d'organisation :
C'est service rendu par bonne intention.
Avoir longévité sans être trop infirme
Est un grand don de l'art, ici tout le confirme.
Vivre vieux donc, bien vieux, on doit le désirer ;
Il faut tout employer pour pouvoir arriver.
A longue vieillesse heureuse et soutenue,
La cause est bien dans l'homme, et tout y contribue :
Bonne sobriété, tempérance partout,
Éviter les excès, l'ivrognerie en tout.
Les maux les plus communs, vraiment, attaquant l'homme,
Se trouvent désignés ; sans art je les dénomme,
Voulant leur guérison ; pour atteindre mon but,
Donne leur traitement sans aucun attribut.
Pour arriver soudain à bonne, longue vie,
Faut être sain de corps, exempt de maladie ;
Vouloir donc les guérir, c'est donner la santé,
Le médecin agit avec sincérité.
Tel cet horticulteur, vigilant et habile,
Ses plantes cultivant, est soumis et docile,
Aux rayons du soleil brûlant souvent ses fleurs,
Les arrose parfois, donnant force et couleurs
A la fleur desséchée et la terre brûlante,
Pousse ensuite, soudain, la feuille verdoyante ;
Et de même un grand cœur, puissant et généreux,
Gouvernant un État par amour gracieux,

Ayant entre ses mains le triste sort d'un homme,
Usant du droit de grâce en juge qu'on dénomme,
Tempère les arrêts, souvent accorde vie,
A bien des condamnés, soit pour démagogie,
En *grand bon souverain*, en maître tout-puissant,
Calme des maux affreux, étant compatissant...
L'homme de l'art aussi, donnant bien l'existence,
Sait démontrer partout sa grande bienfaisance;
Et l'un, par son bon cœur, en grand maître absolu,
Accorde souvent vie, au bien très-résolu;
Et l'autre par devoir, généreux par principe,
Agit par la science, étant son prototype.

CHAPITRE XXI.

Considérations sur les devoirs de l'homme pour vivre heureux, vieux et sans infirmités.

Le but de l'homme grave, aimant le vrai bonheur,
Est de passer ses jours en très-grand bienfaiteur.
Visiter l'infortune, à chacun être utile,
Est un devoir pour lui qui n'est jamais stérile.
Plaindre le malheureux, le secourir toujours,
Entre dans son esprit, lui portant tout secours;
Sa consolation, toujours bien ineffable,
Est de le voir heureux et grandement affable.
Le service rendu vaut au moins un souvenir:
C'est un beau don du cœur; on ne peut mieux agir.
Qualité de l'esprit, c'est la reconnaissance;
On doit être poli pour toute bienfaisance,
Même envers l'ennemi qui s'attache à nos pas:
C'est le moyen certain de désarmer ses bras.
Sincères compliments sont faciles à faire:

Pourquoi s'y refuser, quand c'est bien nécessaire ?
Un esprit élevé connaît bien ce devoir ;
Mais pour bonne action il faut un bon vouloir.
Très-important service exige gratitude ;
On obtient beaucoup par grande latitude...
Le malheur, très-souvent, est bien immérité :
Faut le plaindre toujours, par grande humanité.
Donner main secourable à misère honteuse
Sort d'un cœur élevé, d'une âme généreuse ;
Qui peut agir ainsi par bonne impulsion
Doit recevoir du ciel *gratification !...*
Vivre toujours en paix est le bien de la vie ;
De l'homme, le bonheur éloignant maladie.
Mu par des sentiments honorables et grands,
Ses jours coulent heureux et ont bien des chalands.
Santé sans changement, toujours pour lui fortune,
Lui fait jamais défaut et reste sans lacune.
Esprit bon, généreux, soumis compatissant,
Avec ces qualités on est toujours content.
Bien aimer la santé, pour la rendre prospère,
Est le désir commun qui se voit sans mystère.
Chacun doit s'y prêter, chacun tend au bonheur.
Par mutuel accord, ayons de la grandeur ;
Vivons toujours heureux par notre intelligence ;
Chérissons la santé, notre chère existence ;
Employons tous moyens pour atteindre ce but,
Et que Dieu nous présente, avec tant d'attribut,
De vivre vieux, bien vieux, avec santé parfaite :
C'est toujours consolant et bien noble retraite.
Mais il dépend de nous d'avoir cette faveur ;
Très-souvent les excès détruisent ce bonheur.
Appliquons-nous toujours, pour devenir très-vieux,
A mener douce vie, et nous serons heureux.
Et bientôt je dirai par quels dons la science

Offre bonne santé, longue et bonne existence;
J'en ferai le grand cadre en homme convaincu :
Par mes longs souvenirs, tout paraît entendu.
L'hygiène, vraiment, m'aidera, là, beaucoup;
Je parle pour autrui, pour son grand bien surtout.
A suivre ces conseils sera grand avantage ;
C'est science qui parle, et dictant son langage
Tant pour l'ordre public que pour l'humanité,
Toujours bien dévouée à donner la santé.
Malgré mes vifs désirs, j'aurai quelques redites,
Les évitant parfois, seront bien *explicites*.
De la bonne santé chacun est désireux;
L'homme aimant ses devoirs n'est jamais oublieux.
Sage, sobre en tous points, chérissant la famille,
Ne cherche occasion que d'être bien utile,
Et, chassant loin de lui tout grand vice connu,
Offre aux regards surpris *beau corps bien avenu...*
Nos vieux, très-vieux aïeux, avec faible pitance,
Vivaient, dit-on, longtemps, rejetant l'abondance.
Philosophe ancien avait longévité,
Sobre et surtout austère, avec bonne santé.
Le superflu, l'excès, sont bien peu favorables,
A la table, surtout, très-préjudiciables.
Avidement manger trouble les fonctions ;
Peu de sobriété nuit aux sécrétions.
L'estomac bien rempli de mainte nourriture
Digère souvent mal abondante mixture,
Et chaleur sur la peau, malaise général,
Sont très-souvent l'effet d'un dîner jovial,
Attaquant l'organisme et n'ayant plus de centre.
Ce fut à Babylone où mourut Alexandre.
Et par excès de table, il a trouvé la mort :
Éloignons donc toujours ce déplorable sort.
On voit également embarras, insomnie,

Toute cause donnant bien grave maladie.
J'ai vu des malheureux, au sortir d'un repas,
Bien gémir et souffrir et près de leur trépas ;
J'ai vu la mort de près ; hélas ! *je l'ai touchée ;*
De ce triste tableau mon âme fut navrée,
Et par intempérance, arrivant tout à coup,
De ce vice honteux j'en fus ému surtout !...
Donc, pour vivre bien vieux, avoir santé constante,
Il faut conduite bonne et toujours souriante ;
De l'âme le repos, le calme de l'esprit,
Sont deux grands médecins, toujours à grand profit.
Grande sérénité, vrai bonheur de famille,
Sont source bien certaine et surtout très-fertile
A donner la santé ; couverte d'attributs,
Bienheureux qui en jouit, j'en connais les statuts !...
L'hygiène, vraiment, en superbe langage,
Hardiment va parler avec grand avantage,
Des moyens assurés d'avoir de bons vieux jours,
Pour quiconque suivra ces avis sans détours...
Vous, lecteurs, qui voulez avoir longue existence,
Et vivre heureux toujours et dans la bienséance,
Suivez exactement, pour vivre vieux, bien vieux,
Les préceptes connus, et vous serez heureux.
Je les transcris pour vous, en médecin *légiste*,
Lois de l'humanité, j'en suis l'APOLOGISTE !...
Respirer un air pur, éviter le brouillard,
Se promener parfois, mais jamais en fuyard,
Près des arbres touffus, trouverez avantage.
Aller modestement, c'est un heureux présage ;
Le corps, se délassant, puise bien au grand air
Force et bon soutien : ceci me paraît clair ;
Par respiration le poumon se dilate,
Du gaz fortifiant qui toujours bien le flatte ;
L'oxygène reçoit par l'inspiration,

Et le carbone sort par l'expiration (1).
Entre les végétaux et la nature humaine
Est échange de gaz, et pour tous bonne aubaine.
L'oxygène, exhalé du très-vert arbrisseau,
Est aussitôt repris, fraîchement, à nouveau.
Toujours par le poumon dégageant son carbone,
Par la feuille absorbé, celle-ci fonctionne.
L'oxygène, en contact avec le sang veineux,
Le rend rouge, vital, rutilant, écumeux ;
Ce sang artériel porte la vie à tout,
Donne force, vigueur, aux organes surtout,
Assure la santé, prolonge l'existence :
C'est le moteur commun de toute bienfaisance.
Habiter un lieu sain, bien ouvert au midi,
Élevé librement, sur un sol adouci,
Éviter les marais, les eaux toujours stagnantes,
C'est se donner santé, bien des plus ravissantes.
Marcher contre la bise est souvent dangereux ;
Subir forte chaleur est parfois douloureux.
J'ai vu des ouvriers, sous un soleil ardent,
Se courber, s'affaisser, *mourir subitement.*
Atmosphère bien douce est toujours agréable,
Très-utile en tous points, très-souvent favorable ;
Se la donner parfois, on doit bien y penser ;
Parant à bien des maux, on doit la rechercher ;
Les sens, bien en repos, reçoivent en silence
Des organes moteurs leur complète influence.
Couvrez-vous bien l'hiver, l'été légèrement ;
Portez gilets de peau, toujours bien mollement,
En flanelle surtout, on a tout avantage :
Santé se fortifie et reste sans nuage.

(1) C'est-à-dire l'acide carbonique, formé par le mélange du carbone et de l'oxygène.

La flanelle, vraiment, entretient la chaleur,
Absorbe du thorax sainement la sueur,
Détourne bien souvent nombre de maladie,
Et donnant force au corps, tout sûr, se concilie;
Et lors des temps froids, tenez-vous les pieds chauds;
Rappelez-vous toujours les malheureux défauts,
Pour la bonne santé, d'avoir la peau humide;
A la plante des pieds, le cas est bien morbide.
Les vêtements étroits sont souvent dangereux :
Gênant les mouvements, deviennent fâcheux.
Soyez libre surtout dans votre garde-robe;
A l'aise en vos habits, que rien ne la dérobe;
La circulation se fera librement :
A ce prix la santé se donne sûrement.
Sur la plume coucher est souvent ordinaire;
Sur laine, en matelas, est bien plus salutaire;
Placés seront les lits dans des lieux aérés,
Secs, situés au levant, nullement altérés.
Le bain tiède est bon en toute circonstance,
Assouplit bien la peau, donne bien grande aisance,
Aux fonctions du corps donnant bonne santé;
Est d'usage constant, de grande propreté.
On peut bien l'employer sans trop de retenue,
Mais ne peut convenir quand force diminue;
Il serait dangereux après un long repas;
On doit le prendre à jeun : ici point d'embarras.
Bons aliments, toujours, seront la nourriture
D'un bien faible estomac, ayant pauvre doublure.
Mouton, jeune volaille ont leur point important;
Pour bonne nourriture est un fait bien constant.
La chair des animaux soutient nos organes,
Rôtie ou bien grillée aux modes anglomanes.
Jeune animal, toujours, est très-avantageux;
Gélatine produit suc bien délicieux;

Vieux bœuf fait bon bouillon, délicieux potage,
Consommé succulent, donnant grand avantage.
De la viande, c'est dit : usez-en sobrement ;
On doit bien se nourrir, mais convenablement.
Trop forte nourriture, excessive, abondante,
Rend obèse, pesant, et santé chancelante.
Soyez sobres en tout, mangez bien peu le soir ;
Que vos repas réglés soient pour vous un devoir.
Prenez vin vieux parfois, et suivant l'occurrence,
Et vin pur aux repas, mais avec convenance.
L'intempérance, partout, est un très-grand défaut,
Conduit droit au malheur, prenant bien en sursaut.
Bonne sobriété fait l'espoir de la vie,
Donne bonne santé, mais sans parcimonie.
Les légumes, parfois, sont bien avantageux
Aux hommes gros et gras, même acrimonieux.
L'eau se trouve partout, elle est bien répandue ;
Mais celle de fontaine a meilleure venue ;
Convenable en tous points pour la nutrition,
Diaphane, légère, est sans annexion ;
Surtout appropriée au tube digestif,
En calme la chaleur, est un palliatif.
Au gros vin mélangée, est boisson agréable ;
Corrigeant l'âpreté, devient confortable.
Après le déjeuner prenez le chaud café,
Bon usage toujours, sera jamais biffé.
Les liqueurs de tout genre excitent fort l'envie ;
Prises modérément combattent maladie,
Après un long repas aident digestion,
En parfaite santé se fait absorption ;
Prises à contre-temps sont désavantageuses,
Excitent la chaleur, sont point alimenteuses.
Que votre intérieur soit toujours bien réglé :
L'amour du bon, du vrai, sera point isolé.

Bonne habitude prise est seconde nature ;
Pour la bonne santé sera de bon augure.
L'homme doux, sobre et bon, sourit à la vertu,
Ne connaît que devoir, n'en est pas abattu ;
Elle est de l'hygiène et donne garantie,
De la bonne santé, pour avoir longue vie.
Trop souvent l'indolent a des jours malheureux,
A ses nobles devoirs étant trop oublieux.
Bon potage et rosbif est bien chose excellente,
Nourriture très-saine et surtout nourrissante.
Tenez-vous chaque jour en lieu sûr et très-sain ;
Qu'un refroidissement vous prenne pas soudain :
La transpiration tout à coup arrêtée
Apporte maladie et souvent bien tranchée.
L'éjection alvine est flux avantageux,
Prouve bonne santé quand il n'est pas aqueux.
Toujours entretenez le ventre mou, bien libre :
C'est souvent important pour tenir l'équilibre.
La constipation donne forte douleur,
Et fièvre parfois suit : c'est alors un malheur.
De même, le ressort d'une belle machine
S'arrête bien souvent, et dès son origine ;
Ses rouages nombreux étant peu dérangés,
Ne peuvent bien marcher qu'étant bien réparés.
Ne supprimez jamais, et de toute nature,
Évacuation, même pour grande cure :
C'est toujours bien mauvais, parfois fort imprudent,
D'arrêter le seul cours d'un flux même ennuyant,
Travaux du jour finis, prenez bien patience,
Livrez-vous au repos avec bonne assurance.
Pour conserver santé, sommeil est précieux ;
Rien ne doit le troubler, ça rend parfois hargneux.
Le sommeil, toujours bon pour réparer la force,
De *cinq* heures ou *six* sera, sans qu'on s'efforce.

Les hommes de travail, hommes de cabinet,
Pour eux, plus long sommeil a toujours bon effet.
Les femmes, les enfants, attendris par Morphée,
D'un sommeil bien plus long l'ont à la dérobée.
La nuit pour le sommeil, le jour pour le travail,
Est chose à observer, toujours, même au bercail.
Se priver de sommeil est bien déraisonnable :
C'est nuire à sa santé, c'est la rendre altérable...
Pour être en tout dispos, il faut surtout penser
Avoir bonne santé ; pour bien la conserver,
Éviter les excès, prendre de l'exercice ;
En prendre posément, on aura bénéfice ;
Fatiguer trop le corps, c'est trop d'illusions,
On nuit à sa texture et à ses fonctions.
Abuser de sa force est acte d'ignorance,
Et qui peut bien avoir de grave conséquence ;
Avec fruit travailler, c'est le désir commun,
Et l'homme, à son devoir, n'est jamais importun ;
Toujours content et gai, on le voit à l'ouvrage,
Souvent riant, chantant, c'est un heureux présage.
Se mouvoir librement par un temps sec et beau,
C'est puiser la santé comme un bon jouvenceau.
L'oisiveté, souvent, donne l'intempérance,
Détruisant la santé, conduit à l'ignorance.
Le moral, très-souvent, influe sur la santé ;
La douleur concentrée, aussi l'adversité,
Déterminent des maux parfois bien incurables,
Et mettent fin aux jours de pauvres misérables.
Pour vivre bien longtemps, éloignez la douleur,
Et que l'homme, de lui, bannisse le malheur ;
Par ses bons sentiments, son travail, son mérite,
Vivra toujours heureux, *serait-il cénobite.*
L'espoir et le bonheur donnent bonne santé ;
Après le vrai bonheur vient *longévité.*

Avec des jours heureux on peut vivre longtemps :
On peut vivre bien vieux, même *parfois cent ans.*
Mais en suivant toujours l'hygiène connue,
Les jours s'écouleront par bien bonne entrevue...
Ces faits étant certains, je puis donc affirmer :
Qui suivra ces avis pourra bien prolonger
Des jours bien employés, pour très-longue existence,
Assidûment passés dans la bonne observance ! ! !
Qui pourra réfuter ces *mots de vérité :*
L'hygiène, vraiment, assure la santé ?...
Dans ce but enseignée, elle est comme une mère,
Fidèle à ses enfants, agissant sans mystère ;
Suivre ses bonnes lois, c'est bien se rendre heureux,
Se donner beaux jours pour vivre vieux, très-vieux !...
Terminant ce travail par ce simple langage :
Confiance toujours en ce petit ouvrage,
Je déclare certains tous les faits exposés,
Dans la bonne science ayant été puisés.
Mon labeur était grand et surtout bien aride :
De l'intérêt public on est toujours avide.

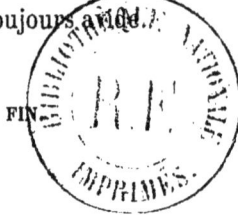

FIN

TABLE DES MATIÈRES

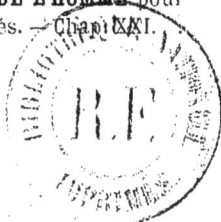

Poitiers. — Typ. de A Dupré.

ERRATA

Page 8, cinquième vers, *lisez* : L'hygiène vraiment est connue en six choses.

Page 12, dix-huitième vers, *lisez :* La chaleur excessive a le froid pour contraire.

Page 15, septième vers, *lisez :* Souvent, sangsue, après, guérison prompte arrive.

Page 30, seizième vers, *lisez :* Et nul ne peut agir, etc.

Page 32, troisième vers, *lisez :* Toute bonne science ennuie un charlatan.

Page 33, septième vers, *lisez :* Le Code transgressé des lois bien militaires.

Page 61, vingt-troisième vers, *lisez :* Pour arriver soudain à bonne et douce vie.

Page 64, Premier vers, *lisez :* Offre bonne santé, bien longue existence.

Page 69, sixième vers, *lisez :* De la bonne santé, pour avoir belle vie.

Page 70, vingt-cinquième vers, *lisez :* Le moral, très-souvent, porte sur la santé.

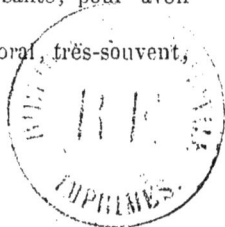

www.ingramcontent.com/pod-product-compliance
Lightning Source LLC
Chambersburg PA
CBHW050611210326
41521CB00008B/1214